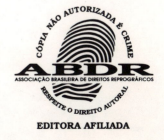

EDITORA AFILIADA

Dados Internacionais de Catalogação na Publicação (CIP)
(Câmara Brasileira do Livro, SP, Brasil)

Fux, María
  Formação em dançaterapia / María Fux ; [tradução Beatriz Canabrava]. — São Paulo : Summus, 1996.

  Título original: La formación del danzaterapeuta : vivencias con la danzaterapia.
  ISBN 85-323-0552-0

  1. Dança terapêutica I. Título.

96-1009   CDD-615.85155

Índices para catálogo sistemático:

1. Dançaterapia   615.85155
2. Terapia pela dança   615.85155

ORMAÇÃO EM DANÇATERAPIA

María Fux

summus editorial

Do original em língua espanhola
La formación del Danzaterapeuta
Copyright © 1989 by Editorial Gedisa S.A.

Tradução de:
Beatriz Canabrava

Capa de:
Yvoty Macambira

Proibida a reprodução total ou parcial
deste livro, por qualquer meio e sistema,
sem o prévio consentimento da Editora.

Direitos para a língua portuguesa
adquiridos por
SUMMUS EDITORIAL LTDA.
Rua Cardoso de Almeida, 1287
05013-001 - São Paulo, SP
Telefone (011) 872-3322
Caixa Postal 62.505 - CEP 01214-970
que se reserva a propriedade desta tradução

Impresso no Brasil

Dedico estas páginas de experiências com a dançaterapia a Irene, minha neta, que começou no longo caminho para a dança; a cada uma das queridas pessoas "diferentes" que me deram respostas de vida; também, especialmente, a Lea Teitelman, minha psicóloga, com quem, por sua compreensão, pude abrir tantas portas em minha vida; e a Elena Villar, que compartilhou a tarefa diária de datilografar meus pensamentos. Para todas, meu obrigada e meu amor.

Maria Fux

SUMÁRIO

UMA NOVA ETAPA COMEÇA 9
I. Espetáculos e outras experiências 13
   Maria Fernanda. Uma aluna surda 15
   Encontro com Caritas 20
   Outros encontros 22
II. Estímulos criativos comigo e com os outros 25
   A mão 27
   Contato e limite 29
   Raízes 32
III. Estímulos criativos para a comunicação no desenvolvimento das aulas 37
   Motivações 39
   Folha de jornal 40
   A cadeira 42
   Folha levada pelo mar 43
   Dentro de mamãe 45
   O bambu 47
   O pano 65
   A música como caminho de busca 66
IV. Relatos de vida: depoimentos 69
V. Pontos de apoio para dançaterapeutas 81
VI. Respostas de uma viagem interior 87

UMA NOVA ETAPA COMEÇA

Hoje começa uma nova etapa em minha vida. Uma etapa em que sinto os mesmos medos que experimento antes de uma representação. Trata-se de poder dizer com palavras o que meu corpo recebeu nesses cinco anos, durante os quais não escrevi. Sinto que esta experiência que tentarei descrever não me pertence, e sim a todos os grupos que trabalharam comigo na Itália, Espanha, Colômbia, Brasil, Argentina, Estados Unidos, Inglaterra e França. A experiência que adquiri, e que comprovo dia a dia, é que continuo mudando. Continuo transformando a possibilidade de dar e criar permanentemente. Acabo de completar 66 anos. Amadureci na busca incessante de poder dar aos outros, com simplicidade, a possibilidade de crescer. Em meu corpo, vi transformações com as quais o movimento cresceu, desenvolveu-se e está livre. Quando danço, quando mostro o que tenho dentro aos grupos que vou formando, não sinto o "peso" de meu corpo.

Sofri uma grande depressão, durante a qual compreendi, com meu corpo, que este se tornara estático e endurecera. E encontrei, nesse caminho de crise e angústia, aberturas para poder sair unida ao movimento.

Não foi fácil. Foi um longo, longo ano de medo, de sentir que o corpo não crescia, sentindo-me parada, estática. Perguntava-me: poderei sair disso, poderei dançar novamente, minha boca poderá sorrir, poderei sentir o gosto da comida, poderei olhar o azul do céu e sentir-me feliz? E pude. Graças à ajuda de Lea, minha psicóloga.

Esse aprendizado, intenso e duro, ajudou-me a compreender como se sente a pessoa que padece importantes limitações corporais e cujo corpo se converteu em pedra.

Comecei a descobrir que, se usasse movimentos pequeníssimos e os vinculasse às palavras que amava, ia entrando em uma espécie de labirinto diário, no qual, no correr desse ano, fui lentamente me reencontrando com meu corpo.

No dia em que voltei a dançar, senti a felicidade de renascer. Digo isso porque aprendi a reconhecer em meu próprio corpo o "não" de quando ele está enfermo. Creio que nesse encontro extraordinário com minha própria depressão aprendi a valorizar e compreender tanta gente que recorre a mim dizendo: "Não sinto meu braço", "Minhas pernas são de pedra", "Não posso sorrir".

Meu livro anterior, *Primer Encuentro con la Danzaterapía**, foi escrito em 1982. Após sua publicação percebi quantas coisas ficaram por dizer. Espero que nesta nova experiência possa transmitir tudo aquilo que antes omiti.

Quando estou diante do espaço para começar a dançar, há dentro de mim uma idéia que quer ser movimento. Cada movimento corresponde a uma palavra. Agora tenho de adequar as palavras a todos esses anos de trabalho e de encontros com pessoas que tanto me ensinaram, para que outros caminhem e dancem. Como falar do tempo que passou quando se quer ser presente?

O que fazemos nós, artistas, para nos aproximar das pessoas, não por meio de palestras ou espetáculos, mas de nossas experiências, que podem constituir uma ponte para o outro?

Cada um de nós, em nossos ateliês ou estúdios, derrama seu mundo individual, mas acho que assim é tudo muito pobre. Há tantos grupos de pessoas que estão buscando uma ponte para aproximar-se da criatividade. Como fazer para sair do isolamento ou dos limites que nosso estúdio nos impõe e dar-nos aos outros? Sempre digo que não ensino, mas tento ser uma ponte de comunicação com minha experiência; dou essa experiência de uma maneira viva e sempre encontro receptividade nas pessoas. Por que existe essa receptividade? Porque nós, os que cremos ser artistas, e também os que ainda não crêem nisso, somos na verdade uma mesma coisa, da mesma matéria, seres sensíveis, comunicantes, que utilizamos a palavra *amor*, quase sem conhecê-la profundamente.

---

* Publicado em português como *Dançaterapia* (São Paulo, Summus, 1988).

Que temos desejo de dar e não sabemos como, que temos ódios, ciúmes, inveja e buscamos um caminho para nos comunicar com essa matéria-prima que está dentro de nós, nossa arte. A possibilidade de criar... qual é o caminho?, como poderia ser essa ponte de comunicação entre o artista e os outros?

Enquanto estou escrevendo, vejo a mesa, esta mesa em que se encontra a máquina de escrever, que tem muitos anos de vida e conta-me tantas histórias de movimentos, por meio dos "ritmos" que o tempo gravou na madeira. Essa madeira que foi um dia árvore envolvida por um bosque, madeira que neste momento sustenta a máquina e minhas palavras; esses ritmos que estão no tronco que agora é minha mesa, minha mesa de madeira, penetram em meu corpo e, se eu fosse surda, o ritmo da madeira que um dia foi tronco dar-me-ia a imagem para mover meu corpo.

Quero dizer que não é preciso recorrer a um computador para aprender criatividade, ou seja, a artista que sou e a menina de sete anos que ia a uma escola pública de um bairro de Buenos Aires e sentava-se à mesa para fazer o desenho da madeira, é a mesma pessoa que hoje está escrevendo estas linhas, para dizer que a arte e a criatividade estão à nossa volta, estão vivendo conosco e temos que fazer como quando éramos crianças e brincávamos de cabra-cega, tapando os olhos com um lenço. Despojar-nos desse lenço e começar a ver o mundo interior e o exterior que nos cerca e aproximar-nos das pessoas para mostrar o caminho. O artista deve aproximar-se de modo vivo, abrindo seu estúdio para transmitir a experiência que vai adquirindo através de sua vida e compartilhá-la com as pessoas sedentas de encontros.

I. ESPETÁCULOS E OUTRAS EXPERIÊNCIAS

Maria Fernanda. Uma aluna surda.

Vou contar o espetáculo que fiz com uma jovem surda de dezoito anos, Maria Fernanda. Ela trabalhou cinco anos comigo; formei-a em dança em um trabalho coletivo, integrando-a desde a adolescência em um grupo com audição normal. Nunca teve aulas particulares comigo.

Idealizei um espetáculo que estreou em 1987: eu o intitulei "Diálogo com o silêncio". É o encontro de dois mundos que se interrogam dançando; inúmeras perguntas, algumas das quais têm mil respostas. Vou transcrever o que foi falado e dançado ao mesmo tempo:

MARIA FERNANDA: Por que você dança?

EU: Danço porque estou viva (*continuo dançando no silêncio, movendo-me*).

MARIA FERNANDA: Você dança porque escuta?

EU: Não, danço porque sinto.

MARIA FERNANDA: Sente o quê?

EU: Coisas que estão dentro e fora de mim.

MARIA FERNANDA: O movimento tem som?

EU: O movimento tem vida.

MARIA FERNANDA: O que é o som?

EU: O som está dentro e fora do corpo (*fiz sons com a boca e o movimento dava idéia daquilo que a palavra som pode significar para uma pessoa surda*).

MARIA FERNANDA: O que é o ritmo?

Como ela não escuta, procurei em diapositivos imagens que representassem ritmos diferentes, com os quais eu pudesse, por meio do movimento, explicar-lhe, e para que ela pudesse visualizar os ritmos para que seu corpo pudesse realizá-los como nós, que escutamos e podemos fazê-lo com a música.

EU: Como são os seus medos?
MARIA FERNANDA: (*mostra-os para mim aterrorizada, movendo-se pelo espaço assustada.*)
EU: (*acaricio-a.*)
MARIA FERNANDA: Como são os seus?
EU: (*movo-me em círculo dentro de meu corpo, onde posso esconder-me através de meus medos.*)
MARIA FERNANDA: O que são os ruídos?

Como contar-lhe, dançando, o espanto dos ruídos que povoam nossa vida urbana, onde ficamos loucos suportando-os e buscando um lugar que nos isole?

MARIA FERNANDA: Como é a voz?

A voz, como dizer o que é a voz? Sai do corpo, tem força, tem volume, tem ódio.

EU: (*grito-lhe*) Maria Fernanda... (*por todo o espaço*).
MARIA FERNANDA: (*grita meu nome*) Maria, Maria...

Nós nos unimos e extraímos sons do corpo, que se convertem em voz.
Eu a escuto e ela o sente.

MARIA FERNANDA: Como é a alegria?
EU: A alegria é dançar com você, Maria Fernanda. Saber que com minha vida posso dar-lhe essa linguagem que amamos, a dança. Isso é alegria. Eu quero saber como é o seu silêncio, Maria Fernanda.

E me deparei com algo que me arrepiou. Seu ódio, sua impotência, seu desespero e sua enorme solidão. Tudo isso dançando.

MARIA FERNANDA: Como é seu silêncio?
EU: Eu amo o meu silêncio. É como uma porta que posso abrir e fechar quando sinto que é necessário. Quando estou em silêncio

descubro a cada dia quem sou e o que fiz comigo. É um lindo "poder estar".

Escuta-se uma música que ela não sabe que existe. Eu a danço.

MARIA FERNANDA: Como é a música?

EU: A música vem de fora. É como um fio que no espaço se faz forma, que também é como nossa vida. Tem doçura, ódio, medo. Contém silêncio. Tire fios de meu corpo.

Eu estou de pé diante dela; ela vai tirando fios imaginários do meu corpo e dança com eles.

Tudo isso que fizemos é para poder dar. Lentamente, nos aproximamos das pessoas e, com o movimento, *damos*.

(A música e os sons foram compostos especialmente por Sérgio Aschero, meu filho, que compreendeu muito bem a mensagem.)

Enquanto realizávamos os espetáculos, eu intuía que ela ia nos abandonar e que estávamos concluindo uma forma de encontro muito especial, mas dizia-me: "Talvez seja meu medo de que as representações terminem". Representações em que ambas entregávamos tanta vida.

Quero dizer que ela não dançava por mim, dançava por seu mundo misterioso, do qual eu havia aberto a comporta e no qual havia colocado essa busca de silêncio e de amor que levava em mim em longos anos de experiências com encontros e desencontros. O jornal *La Nación* veio fazer uma reportagem sobre nós. Maria Fernanda chegou com os pais, e eu, estranhando, perguntei ao pai porque vinha. Ele respondeu que vinha para acompanhar a filha. Perguntei se sentia alguma insegurança sobre o que se falaria, pois suspeitei que algo estranho estava acontecendo, algo assim como "ciúmes", "incompreensão de mensagem". E foi assim.

Depois da reportagem, em que a jornalista me perguntou: "Bem, depois desses espetáculos, o que espera de Maria Fernanda?". "Que cresça com a dança — respondi — e que, no ano que vem, sob minha orientação, como assistente e professora, ela se encarregue, no estúdio, de um grupo de crianças ou adolescentes surdos." Esse era o meu desejo; continuar com ela para juntas organizarmos um grupo de dança cujos protagonistas seriam adolescentes surdos. Não foi possível. Ela desapareceu do estúdio sem explicações. Foi embora nesse mesmo dia, sem ter sua aula, sem uma despedida. E o seu pai saiu muito descontente comigo.

Quero mencionar que há muitos pais que, mesmo amando enormemente seus filhos, interrompem a continuidade de seu processo. Desse modo, os pedagogos e todos os que colaboram com uma reeducação integradora para surdos vêem truncada a continuidade de seu trabalho educativo por causa de ciúmes ou incompreensão e ingratidão dos familiares. Os limites, nesse tipo de trabalho, devem ser claros e objetivos, mas geralmente são imprecisos ou simplesmente nulos.

Essa experiência maravilhosa com Maria Fernanda foi o ponto alto de 25 anos de busca, nos quais, com minha intuição, pude vislumbrar que o silêncio pode ser dançado pelos surdos, não de forma repetitiva, mas de modo absolutamente criador. Foram anos de experiência integradora, com surdos de todas as idades. Mas sempre incluindo-os em grupos heterogêneos, com pessoas de audição normal. Comprovou-se assim que a criatividade não entra no corpo pelo que escutamos, mas abre-se um canal diferente no espaço, em que o ouvido não é apoio para o movimento. O que existe são idéias, palavras, pontes de comunicação por meio das formas sensíveis que todo ser humano tem em seu interior. O importante é encontrar a ponte. Com Maria Fernanda, tive a absoluta comprovação da possibilidade — e da realidade — que a criatividade nasce do movimento.

A resposta dos críticos e a experiência com o público foram extraordinárias. Posso contar-lhes que enquanto dançávamos, nessa hora que durou o espetáculo, só se ouviam nossas palavras e nossa respiração, e o silêncio de tanta gente que viu essa mensagem.

Quero transcrever cartas que Maria Fernanda escrevia enquanto ensaiávamos.

"Sou surda, mas não muda. Adoro conversar, comunicar-me com as pessoas. Há cinco anos danço com Maria Fux. Gosto de dançar porque isso é parte de minha vida. Quando danço, sou feliz, longe da palavra rechaço. Durante cinco anos, Maria me ensinou a dançar 'com a vida', a dançar coisas que há na vida, e aprendi o valor que têm pequenas e simples palavras como 'crescer', 'limite', como ver minha pele e ver o espelho que há dentro de mim. Cada vez que vou encontrar-me com Maria, sinto algo muito especial; uma força que nos une e leva a compreender-nos, a ter vontade de dançar. Nosso espetáculo será uma mensagem de amor para vocês e talvez vejam o que é o silêncio, porque meu silêncio agora não é como o de antes. Agora meu silêncio tem muita vida."

Creio que para compreender melhor de fora o que foi o "Diálogo com o silêncio", seria importante relatar a crítica de Jorge Auditore, crítico de dança no jornal *La Razón*, no mês de outubro de 1987.

"Dialogando por meio do secreto código que as une, Maria Fux e Maria Fernanda, dançando juntas, mestra e discípula, reconhecem-se em sua entrega gestual e corporal ao ritmo de uma música que se intercala, escrita especialmente por Sérgio Aschero, filho de Maria, com diapositivos, em um espetáculo teatral dançado, "Diálogo com o Silêncio", no qual as duas exibem atitudes similares de profissionalismo e uma predisposição alegre e hedonista para extrair de seus corpos energia, linhas sinuosas ou envolventes e uma plasticidade permanente. Os diapositivos ordenam as idéias a desenvolver, e Maria projeta sobre a platéia, com força prodigiosa, acentos de vibração, cor, e sua discípula surda, mas que como poucas escuta o silêncio, segue as indicações de Maria nesse intercâmbio de experiências que é o denominador comum em toda a obra, provocando transformações imediatas na dinâmica do espetáculo. Os pontos no espaço, os raios de luz, são provocações que despertam permanentemente a inventividade de Fux para criar formas com sua expressão. São provocações que ela transmite a Maria Fernanda, para que sua jovem aluna dance com esses pontos de referência, em que também aparecem os medos, que se transformam em dança de arrebatamento temperamental, na mais jovem, e expressão estendida sobre um chão de madeira, em uma Fux que se crispa e se torce intensamente.

"Obra de amor e de fé, de entrega e disciplina, que supera o perecível invólucro da carne para buscar, encontrar e transmitir emoções e sensações plenas. A alegria, a dor, o ritmo do tempo do relógio, o tempo da vida, são outras tantas pautas por meio das quais a jovem surda se expressa dançando, sobrevoando sua carência, aniquilando-a com um talento explosivo, com um temperamento tão parecido com o de sua mestra. Tudo se reduziu, nem mais nem menos, a dar, a dar-se, à dança, dando-se aos outros, à necessidade de compreender o outro e de ser."

No duro aprendizado para realizar esse sonho e concretizá-lo em "Diálogo com o silêncio", com Maria Fernanda, tive de aprender a valorizar e dar sentido a cada palavra dita, para dar a ela a noção de que a palavra se fazia corpo pelo seu significado. Tratava eu de não escutar, de ser surda, de mergulhar nesse mundo maravilhoso em que tanta gente está isolada e transformá-lo na alegria absoluta de comunicar, em que a dança foi o fio condutor da busca que, há longo tempo, ajuda-me a prosseguir.

Encontro com Caritas

O ano de 1987 está terminando. Como muitas pessoas, nessa época do ano, trato de fazer um resumo do vivido, do que pude dar e do muito que recebi.

Gostaria de relatar uma experiência extraordinária, vivida em Vicenza, Itália, pequena cidade medieval bem perto de Veneza, onde vou trabalhar durante os verões argentinos (lá é inverno) na formação de dançaterapeutas. Há oito anos viajo periodicamente para ir a Caritas (Associazione Opera Francescana), que é uma entidade que se ocupa com diversos tipos de deficientes, proporcionando-lhes uma aprendizagem criativa, realmente extraordinária. Meus primeiros encontros foram bem difíceis, pois devia adequar-me especificamente a um trabalho com professores que trabalham com grupos de deficientes mentais (alguns agudos), com síndrome de Down, problemas físicos de todo tipo e algumas pessoas autistas. Eu vivia em Caritas e almoçava com elas. Tive de acostumar-me a aceitar e participar.

Algo maravilhoso aconteceu em um desses almoços. Eu estava sentada, como acontecia em outras mesas, com um grupo de cinco pessoas; suas idades oscilavam entre dezesseis e 28 anos, mas sua capacidade mental era muito menor. Em minha mesa, diante de mim, havia uma jovem com síndrome de Down, que comia de forma diferente de nós. Ao nosso redor dava voltas uma jovem autista, corpulenta, com um olhar totalmente perdido, dando terríveis socos em seu próprio rosto, de tal maneira que estava coberta de hematomas. Não comia nada. Então, a jovem com síndrome de Down levantou-se, foi até ela, tomou-a pela mão, sentou-a do seu lado, pegou sua colher de comida e disse: "Mamãe vai dar a comida, abra a boca e coma". E assim a jovem autista comeu.

Ao ver essa ação tão comovente, em que uma pessoa com síndrome de Down percebe que a outra está em situação de inferioridade e ajuda-a com seu amor a realizar o ato mais primário e mais importante, dando de comer ao outro, ao ver a boca da jovem autista que se abria para receber o alimento, pensei, senti e soube que, mesmo com limites tremendos, é possível ajudar ao outro, e que o outro responde com a única palavra que lhe é possível, *amor*.

A outra experiência maravilhosa, como entrega e resposta totalizadora, foi o encontro com Egle Bottega, diretora do Centro Caritas, uma jovem evoluída, pedagoga que compreende a capacidade criativa que há no deficiente mental e físico, e que ajuda, em oficinas de cerâmica, tear e desenho, esses seres "diferentes" a sentir mudanças que aproximam-nos do mundo do qual foram desalojados.

Ela compreendeu, há uns oito anos, em nosso primeiro encontro, em um seminário que dei a monitores que trabalham com deficientes, a importância da dançaterapia como um meio de aproximação para tirá-los do isolamento em que vivem. A resposta que ela usou, por meio da minha metodologia, transformou o panorama da educação de deficientes.

Em um maravilhoso espetáculo que dirigiu, intitulado "Êxodo", extraído da *Bíblia*, Moisés e seu povo, vi emocionada como os estímulos que eu dera aos monitores, tais como a linha, a cor, os elásticos e outros elementos, eram traduzidos "artisticamente" por vinte pessoas "diferentes", que do palco emocionavam um enorme público que lotava as instalações do teatro. Isso me comoveu muitíssimo.

Nos muitos seminários de que participei na Espanha, Itália, França, Inglaterra, Estados Unidos e América, nunca tivera a ocasião de dar-me conta do que se podia obter elaborando minha metodologia e transformando-a em um lindo espetáculo.

Enquanto se desenrolava o espetáculo, sentia-me estasiada, vendo que as idéias criadoras que nasceram um dia em minhas danças se transformavam, unidas ao extraordinário trabalho de Egle e seus monitores, em um espetáculo artístico no qual ninguém podia perceber que as pessoas que dançavam eram tão "diferentes" de nós. Em Caritas e com Egle tive a confirmação e a resposta maravilhosa do que se pode chegar a fazer, e isso confirma meu caminho.

Outros encontros

Este ano fui convidada para diferentes congressos, que enriqueceram meu mundo pelo que pude aprender e participar. Dois deles deixaram suas marcas.

O primeiro foi o Segundo Congreso Mundial del Niño Aislado em que participei, praticamente, com meu grupo de estudo de dançaterapia e estavam incluídos jovens de dezessete a trinta anos. Alguns com síndrome de Down, uma menina com epilepsia, surdos, deficientes mentais e espásticos. Todos eles integrados a um grupo de alunos normais.

O trabalho de duas horas foi muito mobilizador, pois o grupo desenvolveu comigo, com o movimento e de forma criativa, os diferentes estímulos de nossa linguagem: raízes, linhas, "minha mão no espelho", "sinto meu coração", trabalho com ritmos, contatos e limites. Em um silêncio surpreendente, para um lugar onde havia mais de trezentas pessoas.

A experiência foi extraordinária, pois cada um dos que dançavam se aproximava do grupo que estava olhando e fazia-o dançar. Era emocionante ver como professores, psicólogos, médicos, assistentes sociais e foniatras eram estimulados por pessoas "diferentes". Dessa maneira, essa conjunção em que não havia barreiras, demonstrou a importância da dançaterapia na relação com o outro e sua participação.

Todo o grupo que estava sentado ficou em pé para dinamizar-se, e com isso meus jovens alunos conseguiram uma integração total. O congresso estava dançando.

Assim, a jovem isolada conseguiu fazer o que escutava, participar sem mover-se.

O outro congresso que me marcou foi o de Barreras arquitetônicas, que se realizou recentemente em Mar del Plata. Nunca imaginei que poderia intervir em um congresso de arquitetura e engenharia, cujo sentido era buscar o desenho de uma cidade menos cruel para o deficiente, que nela não pode se locomover porque não pode subir escadas, entrar em banheiros públicos, tomar elevadores e onde tudo é "não", "não pode".

O que poderia eu levar a um congresso em que se ouvia pela primeira vez as palavras "barreiras arquitetônicas"? Eu devia encerrar o congresso. Então pensei que uma cidade se faz primeiro com casas, e assim comecei.

"Minha casa é meu corpo. Devo tentar reconhecê-lo para fazer com que meus próprios limites se desloquem sem medo. Não posso construir arranha-céus sem saber como é minha casa-corpo. E, para saber onde colocar uma janela, para desenhar uma janela, preciso de um ponto. Um ponto milenar sem fronteiras."

Assim, com uma experiência reconhecida pelas meninas que, em meu estúdio, reconhecem o ponto para crescer, pude dançar e dar-lhes uma idéia diferente, na qual o desenho do ponto que se transformava em linha e depois dá forma ao meu corpo, transformava-me. Pude dar às pessoas que me viam (quinhentos participantes), um ponto que, como um acento musical (porque pus música), dançaram com seus braços e impulsionaram os pontos no espaço.

Quero contar também que nesse grupo havia pessoas em cadeiras de rodas que dançaram com as mãos unidas ao ponto.

Sem um ponto, não se pode construir uma linha e, sem a linha, não se pode fazer uma casa e muito menos uma cidade. Baseando-me nessa idéia e com diapositivos de linha, cor e forma, concretizei para os arquitetos e engenheiros — que contemplavam assombrados — a possibilidade de um encontro no qual o ponto e a linha se transformavam em dança e realidade.

II. ESTÍMULOS CRIATIVOS COMIGO E COM OS OUTROS

A mão

De onde surgem as idéias para tentar recuperar o corpo esquecido, o corpo endurecido por limites psíquicos e físicos? Como surgem, dentro de mim, essas idéias que se tornam movimento e que são a chave para uma liberação de energia na qual todos utilizamos a "criatividade" para nos expressar? Não posso explicar, mas posso afirmar que, na verdade, surgem de dentro, do corpo e são atraídas pelas idéias como que por um imã.

Algumas vezes, estão associadas à infância. Quando era pequena, antes de dormir, usava o abajur e a parede de meu quarto para fazer "sombras" com as mãos, estas mãos, mãos de menina que dançavam. Imaginava que fossem figura e corpo, que acompanhava com música, às vezes cantarolando uma melodia; outras vezes, ritmos com a boca. Mas não podia dormir sem brincar com as sombras de minhas mãos que dançavam na parede. Hoje, e há muito tempo, a mão tem um valor extraordinário para projetar-me ou projetar-nos por meio dela.

"O encontro de hoje é a mão. Nunca a vemos ou a vemos para lavá-la ou passar um creme. Nunca sentimos *minha mão*. A mão que sabe prodigalizar ternura, que acaricia, que, muitas vezes, tem raiva, trabalha e faz infinitas coisas no espaço, que nos dá de comer, mas não chora. Minha mão é como um espelho do meu corpo. Movemo-nos com ela, tratando de encontrar no espaço que nos cerca — por que não em nosso corpo? — encontros para comunicação."

Todo o grupo se move com essa instrução, lentamente, com uma só mão, porque a outra segura o pulso que vai mover-se no espaço com o corpo, de tal forma que o corpo tenha uma direção dominante. Primeiro com a direita, expressando-nos, depois com a esquerda. Sempre uma das mãos segurando a outra pelo pulso.

"Minha mão me percorre toda, conhece meu volume, conhece minhas arestas. A mão começa a sentir medo, tapo meu rosto. Não, não quero que me vejam."

É maravilhoso ver como cada um de nós toma esse elemento, que nos pertence, de maneira diferente e criativa. Paro e vou observando o que ocorre nos outros grupos. Depois, sentada, me aproximo de uma companheira e mostro-lhe minha mão, sem tocá-la. Ela me mostra a dela, suas palmas, seus dedos, a sutileza de movê-la. A música que nos circunda vai enriquecendo tudo isso com as possibilidades expressivas do movimento e, quando estou perto dela sem tocá-la e ela sem me tocar, começo com minha mão a seguir o contorno do seu rosto, de seus braços, de seus ombros; assim percorro todo o seu corpo, pernas e mãos. Vou vivenciando a proximidade de um contato, sem tocá-la, mas sentindo coisas semelhantes às que ela está sentindo com meu corpo. Enquanto isso, todo o corpo se move no espaço, nunca se aquieta, e a mão vai percorrendo o contorno das costas, do cóccix, das pernas e dos braços. Quando tudo isso se completa, eu me aproximo mais e mais, com minha mão toco seu rosto.

Tudo que trago para esclarecer ou mostrar de que maneira uso elementos sensíveis, que me pertencem e que não valorizamos, faz com que mediante a redescoberta, com os grupos integrados, surjam outros elementos. Possibilidades insuspeitas que se ocultam no interior de cada um e sempre se liberam através do movimento; possibilidades de mudança e de *"sim, posso"*.

Por intermédio desse encontro há transformações, inclusive nas pessoas que sofrem com grandes contrações nas articulações das mãos, como no caso dos espásticos.

Quando digo ao grupo que a mão se abre para nos olhar, as articulações vão se abrindo e as pessoas olham suas mãos com os dedos abertos, tratando de estendê-las como se fossem um espelho. Sim, minha mão, sua mão, é um espelho no qual nos olhamos e onde se refletem nossos dois rostos, o de dentro e o de fora. Eu pratico isso com adultos, mas também posso fazê-lo com meninas de oito anos. Tudo é compreensível, tudo é aceito, e a música que envolve essas imagens ajuda a realização do sentimento do que queremos expressar.

A busca de um espelho onde posso ver-me, pelo lado de fora; as coisas que pude fazer bem e que transformam meu corpo, as coisas que não fiz e ficaram em suspenso ou encerradas no corpo, tudo isso, que transforma. Cada um de nós, no chão, com os olhos abertos, a mão simboliza o espelho e meu corpo busca essa mão que me olha. Depois, o outro encontro. O encontro do espelho interior, o espelho no qual só nós entramos. Com nossos medos, nossas raivas, nossas alegrias, nossas tristezas, o desamparo e a possibilidade de dar. Aí sim, com os olhos fechados, o grupo com pessoas diferentes, mas todas expressivas, dá origem a um mundo de criatividade, em que o corpo livre, elástico, contava estados interiores que nenhuma palavra poderia revelar. Era emocionante ver como, por meio dessas imagens, as pessoas com os maiores problemas realizavam criativamente uma busca pessoal e gratificante. Depois, abrindo os olhos e já no final do encontro, aproximamo-nos do enorme espelho real, que cobre a parede do estúdio, e tocando e olhando nossos corpos, agradecíamos a possibilidade de poder tirar dele os dois espelhos, que acompanham nossa vida. Foi muito lindo e comovente.

Contato e limite

Muitas vezes me perguntam — e também eu me pergunto — de onde saem as motivações para ir ao encontro com a dança em grupos heterogêneos com um material sempre novo e criativo. Muitos desses encontros surgem diretamente de minhas danças, ou de recitais em que vou alinhavando pedaços de vida que, depois de realizados nos teatros, se convertem, de maneira não mecânica, em estímulos que aproveito em encontros com os grupos que vêm a comunicar-se por meio da dança. Neste momento (dezembro de 1987), encontrei algo que pressinto que pode ser muito útil.

Nesse grupo há pessoas de dezoito a 72 anos. Alguns começaram este ano; outros há algum tempo. Há gente de teatro, pintores, jovens com problemas de maturidade, alguém com esquizofrenia, outros recém-operados, alguém espástico, outros como você e eu. Somos 25 pessoas e hoje surgiu uma resposta.

Contato. Com quem? Comigo e com os outros. Outro encontro mobilizador da força expressiva que temos dentro de nós.

O grupo está no chão, ouve-se uma música serena que acalma a luta que travamos fora do estúdio. Começamos por sentir o contato com o chão. Um espaço sólido, em que podemos permanecer sem medos. Começamos a deslocar muito lentamente nossos corpos e experimentamos como cada parte sente prazer no contato com essa superfície que nos diz, sem palavras, de que maneira devemos afrouxar o estado de tensão, para ouvir a música que nos envolve e participar de pequenos e grandes movimentos. De acordo com a melodia que serve de ponte para esse contato, que se faz visível com qualquer parte do corpo, vamos girando, em alongamentos e relaxamentos, de um lado para outro. O trabalho é efetuado com os olhos fechados, para começar a perceber a diferença que vai se estabelecer nesse contato, corpo e chão, e o que vai acontecer em outro encontro. Depois se produz o contato das mãos sobre o corpo, mudando de posição permanentemente, para tocar toda a pele que recobre meu corpo. Sempre com a música serena, que ajuda um encontro muito sensível e que se manifesta em cada movimento que realizamos. As mãos tocam tanto a pélvis como o peito, o calcanhar, as coxas, os ombros, os cotovelos, as costas até onde podemos chegar. Vamos para nosso rosto, começando pelo pescoço, orelhas, lentamente o cabelo, sentir o couro cabeludo, aproximar-se da boca, tocar em volta de toda a boca, as bochechas, a testa, pôr a mão em concha sobre os olhos e acariciar as pálpebras e, muito lentamente, abrir os olhos e ver o outro, e sentir que o outro está passando por coisas similares às que eu vou sentindo. Aproximar-me muito lentamente do outro, mais lentamente, mais perto, mais perto. Sentir que com minhas mãos posso tocar qualquer parte de seu corpo sem temor, sentindo que *aceito você*, que *você me aceita* como sou, sem medo. E o contato se faz, ouvindo a música, e meu corpo está unido ao seu sem temor. Nos estamos dando.

Quando trabalho com pessoas que têm a afetividade bloqueada, por transtornos que ignoro e que não procuro interpretar, pois *não o faço nunca*, esse tipo de encontro produz uma gratificação tão intensa que comove.

Vi Maria Isabel, uma jovem espástica, sentir, talvez pela primeira vez, a possibilidade de ser tocada em totalidade e tocar o outro sem medo.

Assim referiu-se a respeito: "Quando comecei a ter aulas com a Maria, em 1986, lembro que cheguei ao estúdio com um medo tremendo. Fui lá por recomendação de minha psicóloga, levando uma carta dela para a Maria. Naquele momento estava muito mal animicamente. Lembro do nosso primeiro encontro: eu estava em um de meus piores dias, mas ela me recebeu com muito amor e disse que eu também poderia dançar, apesar de ter uma capacidade diferente, que tentaríamos juntas. É preciso esclarecer que sou espástica. E assim começamos a trabalhar, Maria, minhas companheiras e eu. Menciono minhas companheiras porque elas são muito importantes. Aprende-se muito olhando, ou melhor, vendo os outros.

"Durante as primeiras aulas eu me senti um pouco inquieta, pois tinha dificuldade para acompanhar o ritmo, e foi então que decidi falar novamente com Maria e ela me disse: 'Não exija tanto de você mesma. Você vai muito bem. É sua segunda aula'. 'Mas há coisas que não consigo fazer', disse eu. E ela respondeu: 'Eu sei que você dá tudo o que pode, continue trabalhando e vai conseguir muito mais'. Foi assim que continuei trabalhando. Lembro como Maria, captando magistralmente os momentos exatos, me fazia dançar para toda a classe, fazia com que minhas companheiras me olhassem, assinalando meus grandes progressos. Nem preciso dizer que, no começo, isso me deixava em uma situação incômoda, que pouco a pouco ia se transformando em agradável. Primeiro perguntava: por que logo eu? E depois pensava: que bom que me escolheu.

"No início, as sensações agradáveis que me deixavam as aulas duravam muito pouco. E mais, às vezes saia quase tão mal como havia entrado, mas paulatinamente, começaram a permanecer em mim a alegria e a beleza de cada aula. E assim chegamos até hoje, em que estou muito melhor, tendo ainda muito para superar e com muita vontade de fazê-lo. Não quero deixar de mencionar neste *racconto* de minha experiência com Maria o fato de ter tido a honra de ser escolhida por ela para participar do Congreso del Niño Aislado, para mostrar às outras pessoas que, mesmo com sua doença espástica, podem, trabalhando, chegar a esta experiência sumamente feliz".

Maria Isabel

Raízes

As pessoas estão acostumadas com métodos e técnicas fixas e preestabelecidas para mover-se com o corpo. Não vou dizer que sou contra isso, mas quero esclarecer que não é meu modo de trabalhar. Para expressar melhor a minha metodologia, posso dizer que organizo minhas reuniões duas vezes por semana, com os adultos, e uma vez por semana com crianças de seis a doze anos.

São grupos heterogêneos e abertos. O que quero dizer com isso? Que nesses grupos de adultos e crianças há pessoas muito diferentes, com distintos problemas e possibilidades. São grupos de vinte a trinta pessoas, e chamo-os de abertos porque, em qualquer época do ano pode entrar gente nova sem afetar o grupo. Os grupos fechados são os de profissionais ou estudantes que trabalham comigo de forma esporádica, em seminários intensivos sobre dançaterapia. Quando alguém entra no estúdio pela primeira vez e já existe um grupo, não sabe onde se situar, não encontra seu lugar e espera que eu o determine, mas isso é algo que não faço. Deixo que ele ou ela escolha, no espaço cheio de gente, seu espaço e seu ponto apropriados. Uma vez situada ou situado, sem pressão de nenhum tipo, vai reconhecendo as possibilidades latentes de seu corpo. Eu animo o grupo todo com palavras e movimentos que esclarecem, e a envolvente música serve de apoio à idéia criadora.

Suponhamos que o tema dessa aula seja: "Em busca de minhas raízes". Então todos vamos para o chão e começamos a sentir que o corpo se transforma e o movimento desenvolve formas que lembram raízes. Minhas palavras esclarecem:

"A raiz nunca está quieta, a raiz busca sempre nova terra para deixar crescer um dia uma linda planta". Movemo-nos em busca dos espaços vazios, das possibilidades de alongar e relaxar o corpo com uma música apropriada. Neste caso, a música que uso é "Aratúe", cantada por Milton Nascimento. E então é a voz que ajuda a deslocar o corpo no espaço, convertido em raiz. Mas não estamos sós, os movimentos de cada um vão se desenvolvendo e os vemos.

É emocionante ver grupos heterogêneos que trabalham sem contrair-se e sem tensão, desenvolvendo a imagem da raiz, porque a imagem entrou no corpo e, com a ajuda da música, desejamos realizá-la. Nem todos temos o mesmo tempo para efetuar o movimento. Alguns de nós somos mais lentos; outros mais rápidos, mas ninguém fica inerte, mesmo havendo pessoas com limitações importantes, como um espástico ou pessoas que estão passando por um estado depressivo.

No final, o grupo se move e, quando tudo se realiza e se desenvolve, eu comento: "a raiz existe para que cresçamos". Usamos a palavra "crescer", deixamos que o som saia de nossa boca. Usamos "crescer" buscando com muita lentidão a afirmação de nosso corpo, no qual a música já existe, no qual a palavra, com sua realidade, com sua força, nos impulsiona lentamente à verticalidade e à afirmação de nossos pés sobre a terra. Crescer, crescer, são as palavras que brotam agora de nossas raízes transformadas em corpo. Crescer para ser árvore cheia de folhas e de frutos, no qual cada um de nossos corpos, com a imagem, transforma movimentos plenos de vida. Agora "Aratúe" é um pequeno pássaro cheio de vida que está dentro de nós. Chamemos "Aratúe", usemos a palavra para que "Aratúe" se transforme em movimento em todo o espaço. Corramos pelo espaço. Eu abro a janela e lhes peço que, com nossas mãos, extraiamos do corpo o pássaro escondido, e na janela aberta nossas mãos entregam o movimento de liberdade.

"Quero agradecer à minha mãe, principalmente por ter me 'levado' e 'buscado' em minhas aulas de dança quando tinha poucos anos. Das aulas, lembro de minha professora marcando o tempo com seu elegante bastão e de minha atuação, como solista, em um grande teatro representando um 'passarinho'...

"Mais do que esse primeiro contato com a dança, minha mãe me pôs em contato com grandes mestres. O motivo da interrupção das aulas — das quais me senti arrancada — foi a mudança de Palermo a Caballito (isso se repete como uma constante para mim).

"Agradeço não ter me colocado nas mãos de uma medíocre professora de bairro, mas para estudar com uma grande professora de piano e música. Aí acabei tocando a quatro mãos e organizei recitais com meu irmão mais velho até a nova mudança para Palermo. Essas tortuosas viagens de Palermo a Caballito interromperam novamente meus estudos.

"Creio que foi essa relação com os professores o terem me 'tirado' que gerou em mim o desejo de continuar... buscando.

"Agradeço a meu pai por ter me embalado entre tangos e milongas e dançado 'Adiós Pampa Mia' e 'Yira, Yira', comigo em seus ombros.

"Cresci em meio à música: minha mãe era professora de música e piano, traduzia partituras para o braile e ensinava cegos a tocar piano.

"Na adolescência, decidi tomar aulas de dança. Procurei e encontrei uma professora, mas por causa dos horários, e não sei quais outras razões (evidentemente não era o momento), não consegui concretizar nada.

"Entro para a Universidade de Buenos Aires e, depois de peregrinar por Sociologia e Antropologia, decido-me pela Psicologia: me formo e exerço a profissão. A dança se converte em meu *hobby*.

"Trabalho durante anos em meu consultório. Há dezessete anos sou psicóloga e trabalho em consultório particular e em hospitais há muitos anos: no Hospital Fernández (coordenadora do serviço de psicologia infantil), no Hospital Infantil (serviço de neurologia infantil com a doutora Coriat) e no Hospital Ferroviário (supervisão de casos clínicos). Estudo as obras de Freud e Lacan, também com professores, e ao mesmo tempo estudo dança clássica (prestando exame de mestrado), dança contemporânea, expressão corporal e flamengo, fazendo todos os cursos livres que me pareciam interessantes.

"Em 1983, certa noite fui ao Clube Italiano ver um espetáculo de Maria Fux. É claro que eu a conhecia. Quem não conhece Maria?

"Termina o espetáculo e eu me aproximo: 'É com a senhora que quero aprender'. No dia seguinte, estava em seu estúdio tendo aulas e participando do Primeiro Seminário de Dançaterapia. Isso foi uma revolução em mim: senti meu corpo, minhas possibilidades expressivas. Maria me transformou.

"Seu olhar, seu modo de me fazer sentir o corpo, o fato de que a cada instante me fizesse abandonar a técnica e buscar em mim, a avançar além de qualquer estereótipo, a entregar-me à dança, a sentir de outra maneira o corpo, através do movimento, a poder me mostrar, a poder dar aos outros.

"Cada aula, cada curso era um ato de transmissão no qual eu me deixava transformar. Os 'bravo' de Maria me levavam a avançar, a abandonar meu narcisismo (o belo, o que agradaria a Maria e a meus companheiros), a encontrar, a cada vez, um pouquinho mais do verdadeiro de meu ser. Por meio de e junto com Maria encontro tudo o que deve 'voar' de mim e ser cada vez mais verdadeira.

"É quando percebo que nem em anos de psicologia tinha conseguido isso (talvez devido à minha psicanálise prévia), esta transformação; começo, como vejo agora, a mudar, e, evidentemente, também em meu trabalho.

"Quando Maria me entrega o diploma desse Primeiro Seminário de Dançaterapia, sinto que com seu olhar e o meu selamos um pacto. Foi tão forte que não pude, como todos, dar-lhe um beijo de agradecimento. Maria, sempre tão atenta a tudo o que acontece, depois me disse: 'O que aconteceu que você não pôde me dar um beijo?' 'Não sei, Maria, senti que um beijo era uma convenção'.

"Termina o curso e continuam as aulas. Faço progressos. Ressoam seus 'Bravo!' e suas mudanças de nome: passo a ser Isabel, Irene... não Inês. Creio agora que Maria me fez ser tendo 'voado' até meu nome. Esses nomes são de uma aluna sua muito querida e o de nada menos que sua neta.

"No começo, isso me perturbava, mas depois pensava: 'Sou para Maria algo mais que meu nome'.

"Despedimo-nos. Sinto algo muito intenso em meu corpo. Começo a ser mais corpo do que cabeça e percebo, em dezembro de 1985, que algo me acontece, no corpo, no seio direito, tão mínimo mas suficiente, que até o médico que tinha sido meu obstetra e me conhecia desde os seis anos me disse: 'Você não tem nada'. Graças ao meu registro, continuei as consultas até que aparece o diagnóstico: câncer de mama. Depois, consultas, tratamentos, operações, quadrantectomia, mastectomia, tratamentos de radioterapia e quimioterapia.

"Enfrento o espelho, meu próprio espelho e ressoa a voz de Ella Fitzgerald (um trabalho com Maria) que me ajuda a encontrar o verdadeiro do meu ser.

"Esta sou eu. Volto ao estúdio de Maria depois de alguns meses e entro pela primeira vez em sua sala — encontro emocionante e que marca meu futuro. Volto às aulas, aos cursos, encho-me de energia, de força. Trabalho cada vez mais e melhor.

"Sinto que para mim o câncer se converte em um ensinamento e sinto-me melhor do que antes. Como pode ser isso? O câncer me faz bem? Encontro aqui uma chave.

"Maria trabalha com o tema da *passagem*. Do chão à posição sentada, desta para cima; de cima, espaço parcial, ao deslocamento; do deslocamento ao espaço total. Tudo isso de ida e volta. Sinto que, mais que cada situação, o que importa é a qualidade da passagem.

"E também o contraste do ritmo: do suave quase etéreo ao violento. Da lentidão à velocidade. Da saúde à doença, da doença à saúde (isso em mim). De uma parte à totalidade, da totalidade a uma parte.

"Aí, já cheia de paixão e em um local de veraneio, começo a dar aulas, a experimentar e a viver minha *própria passagem de psicanalista a professora de dança*. Tudo isso sem que Maria me diga nem sugira nada por meio de palavras como, por exemplo:'Por que você não se dedica a isso?', 'Você tem condições' etc.

"Começo a trabalhar com mulheres mastectomizadas, usando a dançaterapia, é claro, e monto um estúdio e vou deixando paulatinamente o consultório.

"Também estendo meu trabalho às crianças, adolescentes e adultos (atualmente, as idades oscilam entre três e 65 anos).

"Faço tão naturalmente essa passagem, tão de dentro, que conto a Maria e ela me oferece tudo: sua assessoria, sua música, seus elementos, cheia de surpresa e gratidão.

"Nunca tive de recorrer a algo do que me ofereceu, ela já me dera tudo isso e continua dando.

"Maria representa, comigo e com os demais, algo da ordem do amor.

"Se o amor é dar o que não se tem, isso é o que Maria dá (ou a dançaterapia encarnada nela). Dar o que se tem é fácil, é o que sobra e, em última análise, é uma questão de narcisismo.

"Dar o que não se tem vai além e torna possível a transmissão de um verdadeiro mestre. O que é que Maria conseguiu comigo? Que eu busque em mim, sem conselhos, sem sugestões, sem pressões.

"O que consegui encontrar em mim com Maria? Continuar buscando, percorrer esse caminho.

"Desse 'passarinho' que fui até 'Aratúe' — você lembra, Maria, daqueles encontros? — a este 'pássaro' que pendurei em meu estúdio atual e que move as asas ao menor sopro de vento, senti que fiz voar muito de mim para poder continuar voando."

Inês Dulitsky
Novembro de 1988.

III. ESTÍMULOS CRIATIVOS PARA A COMUNICAÇÃO NO DESENVOLVIMENTO DAS AULAS

Motivações

O que é o espaço? Em geral, as pessoas que dançam pensam em seu corpo técnicas que as ajudem a desenvolver movimentos que, às vezes, pertencem a elas e outros são copiados. Mas pouca gente sente o espaço que a cerca. É uma vivência que pode se dar na mais tenra idade, aos seis anos, e que, ao ser reconhecida, permite tomar consciência do próprio corpo e criar formas sustentadas por ele.
Gostaria de ser muito clara. Começo com os grupos de seis anos:

"Com minhas duas mãos, palmas para cima, mostro o ar que está na cavidade de minhas mãos, com os dedos fechados. Isso é ar. Esse ar, que é espaço, eu o movimento com meu corpo. O ar sempre em minhas mãos, com cuidado, pois tem peso, e eu, com meu corpo, dou-lhe forma. Vou colocando esse ar ao redor de meu corpo. Ao redor do meu corpo, todo o ar da manhã. O ar está esperando, abro as janelas, desloco o ar, esse ar que nos cerca chama-se espaço, escuta-me, me vê, move-se comigo".

A música nos acompanha.

"Agora, tomamos o ar e vamos criando formas, modelamos o ar e bailamos com ele. O espaço que nos envolve... vai levando o pequeno recipiente do ar, ao redor do corpo, da cabeça, da barriga, sinto, com seis ou oito anos, que começo, com meu corpo, a deslocar o ar que nos circunda. Agora eu o tomo e começo a saltar, sentindo que o desloco para cima, para um lado, para baixo. Sentimos, dançando por todo o espaço; abro a janela e, soprando-o, soprando todas juntas, converte-se em nuvens que vão para o espaço ou para o céu.

"Com seis, sete, oito, nove, dez anos compreendemos, sentimos, vivemos o espaço que nos circunda. Deslocamo-nos no espaço, sentimos a leveza, e essa leveza converte o ar em nuvem."

Quando perguntei às meninas de que cor era sua nuvem, algumas responderam rosada; outras, branca, azul; e a menorzinha me disse: "minha nuvem tem cor de ar".

É indispensável fazer esse trabalho com o adulto. Sinto-me sustentada pelo espaço, compreendo que o espaço existe e é algo vivo, posso sentir que meu corpo tem peso de gravidade, do qual o espaço faz parte e posso criar meu próprio equilíbrio, sustentando-me nele. Se me sinto como parte integrante do espaço que me circunda, sinto também que ele pode me sustentar, e que eu, tocando-o, posso criar equilíbrios insuspeitos. O equilíbrio é a primeira coisa que perdemos e devemos construí-lo a cada dia, tomando consciência do espaço. Esse espaço que nos circunda é nossa vida, e, tocando-o e sentindo seus limites, podemos usá-lo para deslocar-nos dançando e formar diariamente nosso próprio equilíbrio.

Folha de jornal

Sempre descartamos e jogamos aquilo que já foi usado. Um dia ocorreu-me usar uma folha de jornal velho. Coloquei, no chão de meu estúdio, umas vinte folhas de jornal. Quando o grupo chegou, cada qual sentou-se diante de uma delas. Comentei:

"Sempre jogamos o que já usamos" e, lentamente, com uma música de Piazzola, começamos a desenhar mãos em diferentes direções, usando nossas mãos como carimbos. "As mãos podem estar pintadas de cores diferentes e essa tinta vai passar para o papel. Olhemos o que fizemos e dancemos ao redor do perímetro da página de jornal e marquemos o compasso da música, apoiando pés e mãos. Na página, temos os carimbos imaginários de mãos e pés. Sentemo-nos no chão e, como se tivéssemos um pincel, desenhamos na página aquilo que a música nos dá como forma. Não deixem que seja a mão a mover o pincel, mas todo o corpo. Agora olhemos, temos mais mãos, pés e desenhos. Movamos o corpo com o desenho que fizemos, de um lado e de outro. Movendo-nos sempre em totalidade vamos dar voltas ao redor da folha e o desenho será visto de outra maneira. Não há direito nem avesso. São mãos e pés em um desenho. Enquanto isso, a música vai entrando em nosso corpo e criando a atmosfera. Agora ficamos em pé e vejamos, de cima, como se tem outra visão do desenho feito por nosso corpo. Vamos nos mover com ele. Lentamente, vamos novamente descendo e a página de jornal está se convertendo em algo nosso. Vamos pegá-la delicadamente, porque está pedindo para se ligar ao nosso corpo, e sempre em movimento, muito perto do corpo, sintamos o prazer que significa alguém diferente de nós. Nós lhe estamos dando uma vida de movimento".

Todas nos movemos cheias de dança e a folha se move conosco. "Agora, vamos levantando lentamente e sintamos como a folha está pedindo para dançar."

É emocionante ver como meninas de sete a doze anos, adolescentes e adultos, levam essa folha com cuidado pelo espaço, dançando, e como sentem que participam daquilo que foi inerte, daquilo que estava descartado.

"Agora, muito lentamente, dobramos a folha em pequenos pedaços, sem rasgá-la (ninguém a rasga), cada qual cuida do que está descobrindo e, quando a folha, dobrada da menor forma possível, é colocada no peito, então se começa a dançar livremente. A folha de jornal já não está só, nós também não."

Agora revelo o segredo:

"A folha de jornal é um ser vivo, que nada podia ser sozinha, que tinha medo de ser jogada no lixo e que, graças ao nosso corpo, recuperou o movimento; ela é a pessoa 'diferente'."

A redescoberta de um material descartável, como uma folha de jornal, e a sensibilização afetiva do grupo faz sentir que nós, com nosso caudal de comunicação e com nossos limites, podemos tirar do isolamento mesmo o inanimado ou inerte, que poderia ser o corpo do outro "diferente". É comovedor ver a diferença entre o início e o final desse encontro.

A *cadeira*

Muitas vezes, perguntei-me por que utilizo, para ligar-me com o corpo, elementos descartados ou, como no caso que vou relatar, a cadeira. Por quê? Talvez porque em minha infância e adolescência era muito pobre e tinha só um vestido para o verão e um para o inverno e a cor de um par de sapatos mudava ao serem tingidos. Transformava meus vestidos colocando-os de trás para diante e vice-versa, e sentia-me tremendamente feliz em mudar a forma ou a cor daquilo que já estava bem gasto. Isso me marcou para toda a vida. Ainda hoje, gosto de transformar as coisas que, aparentemente, estão em desuso em algo novo que me dê alegria. Conto isso porque tudo está relacionado. Por quê? O que é uma cadeira? Gostaria de encontrar as palavras justas para que essa cadeira participasse de um encontro com os grupos de trabalho.

Somos trinta pessoas. Diante de nós, há cadeiras dispostas de diferentes modos. Peço-lhes que nos sentemos da melhor maneira, da maneira mais cômoda, para poder participar com nosso corpo desse elemento que vamos começar a ver e sentir.

"E pensar que você esteve sempre em minha vida e que nunca falei com você. Quando a uso, nem penso que você me sente. Oi, cadeira! Começo a acariciá-la e, por meio da carícia, meu corpo se transforma. Sinto que meu corpo é diferente agora que a toco. Mexo meus braços, minha cabeça, meu tórax, mas não perco o contato com você, porque vejo-a pela primeira vez. E agora sinto-a e me sinto diferente. Participo de seu mundo atraindo-a para meu corpo e sinto-me atraída por você. Todo meu corpo escuta a música de Piazzola, que acompanha minha carícia. Fico em pé diante de você, sem perder o contato. Minhas mãos sempre buscam uma parte de seu corpo, *ca-*

deira. Eu me movo à sua volta. Já não com carícias, mas sentindo que você me ajuda a equilibrar este mundo de meu corpo, sentindo que você me acompanha para organizar o equilíbrio de minhas pernas e rodeando-a enquanto olho para você. Sentindo sua textura vou dançando com mais e mais liberdade. O que aconteceria se eu fosse para baixo de você, debaixo de você, *cadeira*? Começo a recordar minha infância, quando a cadeira, minha *cadeira*, era meu único brinquedo e começo a virar você, com os pés para cima e, sempre tocando em você, movo-me entre seus pés, sentindo que vamos nos compreendendo. Pego você pelos pés e, então, começamos a dançar, girando no espaço, aproximando e afastando-nos. Sinto que a música está incorporada a você, a mim e que, juntas, encontramos a alegria de reconhecer-nos. Depois, sinto seu cansaço e o meu. Você me pede para descansar. Eu lhe peço para descansar. Então sento-me em sua superfície, abraço você, você me sustenta. A música diminui e sinto que algo mudou em nós. Quando voltar a ver você, já não será alguém que não reconheço. Você será *minha cadeira*".

Eu realizo esse encontro com pessoas de diferentes idades e problemas. De mais de sete anos até os 75. Eu o realizo com pessoas que vou formando em países e cidades diferentes, com línguas e culturas diferentes. Essa cadeira, o jornal, as raízes, dentro da mãe, tudo que estou contando, não tem fronteiras, não tem idade nem tempo. Existe de forma inalterada em nossa vida, não importa quem sejamos. Todos podemos compreender o elemento mobilizador simples, aberto, que nos espera. Grupos heterogêneos; psicólogos, psicoterapeutas, professores de deficientes, bailarinas, professores de ginásio, coreógrafos, gente como você ou como eu, gente que sente tudo isso como próprio. Talvez tudo tenha começado há muitos anos, quando tingia de preto meus sapatos brancos de verão para usá-los no inverno.

Folha levada pelo mar

Meu trabalho consiste em nunca fazer uma *interpretação* do que vejo, mas valorizar e apoiar todas as mudanças no grupo que tenho diante de mim. Sentindo que quanto maior o esforço — não por tensão, mas por descoberta interna do que se realiza — tanto maior é a transformação do corpo, no qual o movimento flui. Lentamente, ocorre algo maravilhoso: o corpo se descontrai. Sente-se o equilíbrio, e diminui a tensão da boca, antes dura e fechada, e as comissuras se elevam. E isso porque o corpo é rosto e o rosto se converteu em corpo.

Primeiro, a imagem que busca em mim a música. Avalio muito toda idéia antes dos encontros com os grupos. Se não aconteceu em mim de forma evidente, não transmito a idéia.

"Somos todos uma folha que é levada pelo mar, um mar tranqüilo, calmo. Sem lutar, deixemos que o corpo seja invadido pelo mar, esse mar calmo e azul. Somos folhas que rolam de um lado para outro, suspensas na água. Sentindo a música que nos envolve, porque o mar e a folha escutam, como o nosso corpo. Deixemo-nos invadir pela doçura de ser levados, que é o mais difícil. Deixemos fluir a água dentro e fora do corpo, e continuemos rolando. Lentamente, eu vou convertendo-me em alga, cada um de nós move o corpo. As plantas do mar são diferentes das plantas da terra."

Todos esses encontros são realizados também com crianças e, muitas vezes, pergunto: Qual é a diferença entre uma planta do mar e uma da terra? Meninas de cinco e seis anos sabem. As de água, me dizem, estão sempre se movendo. As de terra necessitam do vento para mover-se e estão fixas. Então eu respondo, a adultos e crianças, que somos algas que vivem e morrem na água, nunca estão fixas.

E é lindo descobrir como as mãos, a cabeça, movem-se unidas à música e resplandecem de maravilhosos movimentos próprios, *não imitados*.

Essa criatividade que há em todos desenvolve-se com alegria e conforme a personalidade, e, lentamente, nossa alga se converte em pedra fria, mineral, pesada, dura, cheia de formas, estática. O corpo se transforma e o ritmo melodioso que tinha, com a forma de alga, se converte em ritmos duros, lentos e pesados. Todo esse trabalho foi realizado no chão. O que acontecerá se, novamente, nos convertermos em algas que querem crescer em busca do sol?

"Lentamente, sempre com a música, vamos subindo, com movimentos rápidos, porque temos água em volta e sentimos o cheiro, a cor do mar, da alga, para novamente converter-nos em pedra, em mineral, em formas várias. Lentamente, como pedra, caímos no mar e nos convertemos em uma folha que é levada."

Esse trabalho é de grande contraste e nele se diferenciam imagens que são formas e que estimulam, por contraposição, a necessidade permanente do corpo de sentir que pode ser suave ou rígido, mas em que, com a imagem das idéias que ponho em jogo, aparecem coisas que vejo e não interpreto, mas sei que produzem mudanças em nós.

As pessoas com mais problemas vão utilizando inconscientemente seu corpo contraído, vão perdendo os medos e por meio da imagem, algumas vezes com os olhos fechados, começam a abrir-se à nova linguagem corporal, experimentando grande prazer em fazê-lo. E muitas vezes, em seus rostos, vejo as mudanças produzidas pelo movimento; em seguida, vem a experiência de visualizar nos outros os movimentos compreendidos, para, depois, com os limites e a compreensão de cada um, realizá-los.

Dentro de mamãe

É importante compreender que todos esses encontros não prevêem uma idade determinada, mas tanto uma criança de seis anos, como um adolescente de doze, uma jovem de dezoito, uma mulher de trinta, sessenta ou setenta podem extrair coisas dessas imagens, que não mudam durante a vida como sentido, mas evoluem, não de acordo com a idade, mas de acordo com as possibilidades que podemos dar ao corpo. Não é questão de dizer "isso as crianças não compreendem" (lembremos que esses encontros se realizam com crianças, adolescentes ou adultos e neles sempre há pessoas diferentes). Eu me remeto à natureza, que tanto amo. Sei que sua sabedoria é milenar e que está sempre pronta para nos acolher; o importante é poder abrir a porta e tratar de penetrar em seu mundo, com a imagem que ela representa e que é imutável no tempo. Está sempre pronta para receber-nos e para dar. Eu chamaria esse tipo de trabalho de "Encontro com as imagens mães". Agora sim, vamos à nossa mãe.

"Todo o grupo no chão, com os olhos fechados, deixem que minhas palavras as invadam. Sintamos como éramos antes de nascer. Sintamos como vivíamos dentro do ventre de nossa mãe. Sintamos a beleza de perceber sua respiração, que nos nutre, a água que nos envolve e, lentamente, cresçamos dentro da mamãe.

"Nosso primeiro mês de vida, quase sem nos mover, as mãozinhas fechadas, os pés para dentro, tratando de fazer crescer esse pequeno óvulo de vida que seremos nós. Primeiro, segundo e terceiro mês, vão se completando dentro da mamãe; lentamente, o movimento se faz um pouco mais evidente. (A música maravilhosa, de um solo de flauta em adagio, nos acompanha.) No quarto mês, começamos, com nosso corpo, a falar com mamãe. 'Mamãe, nunca te vi, e me movo dentro de você! Sinto sua forma e a música que a acompanha'. Vou me movendo muito lentamente. Quinto e sexto mês, os movimentos se tornam contínuos, e o diálogo com mamãe é por meio de meu pequeno corpo que se forma dentro dela. Quando completo o sétimo mês, vou rolando dentro do ventre, buscando sua pélvis. Me acomodo e quando me movo, lhe digo 'logo vamos nos ver, mas como já amo você!' Minhas mãos se movem dentro dela e meu corpo também, lentamente. O oitavo mês é o de espera, e o nono mês é aquele em que vou nascer. Lentamente, minha cabeça sai por sua pélvis e sinto, pela primeira vez, que posso respirar. Lentamente, sento-me, abraço você, abro os olhos e, com muito cuidado, corto o cordão que nos une e beijo-a. Começo a desprender meu corpo e a engatinhar sobre o chão que me circunda e vejo outras pessoas, outras crianças que estão vivendo este contato, ao mesmo tempo e de formas diferentes. Lentamente, quero crescer e apóio-me na parede do ar para ir sustentando meu corpo, e quando creio que cheguei, experimento a primeira queda e, novamente, começar, engatinhar, crescer, crescer e, quando chego à verticalidade, começo a desenhar uma janela onde me apóio e pergunto: 'Quem sou? Não sei. Sou eu. Sei, sim'."

Causa grande impacto ver o trabalho e a relação que temos com nossa mãe. Torno a repetir que não faço *interpretação*, mas vejo, às vezes, em alguns casos, a fúria; em outros, o ódio ou a doçura. É lindo poder tirar de dentro e talvez resgatar esse mundo submerso e desconhecido de antes de nascermos.

Esse trabalho não é uma regressão, mas um reencontro real entre nosso mundo de adultos e esse cordão que nos liga à nossa mãe por dentro. Com movimentos realizados de olhos fechados, posso conectar-me com o mais profundo, por meio de uma imagem que nos pertence antes de nosso nascimento. É tremendamente comovente ver pessoas de cinqüenta e sessenta anos, com problemas diferentes, aceitar com doçura ou com raiva esse encontro, mas aceitá-lo, afinal, com verdade.

O bambu

Nesses últimos anos, tive um caso de autismo muito especial. Certo dia, entrou em meu estúdio um pai, com uma menina de doze anos, linda figura e lindo rosto, que sorria permanentemente, mas não balançava (o que é comum nos autistas). O pai não me disse o que ela tinha. Só me disse que a menina não era surda. Que não queria falar e que, apesar de andar, não movimentava o corpo. Começou a participar com um grupo de vinte e cinco meninas de idades entre sete e doze anos. Minha ajudante Irene, minha neta, era uma das jovens professoras que estão se formando em meu estúdio. Como sempre faço, ofereci a essa menina o que dou a todas, sem pressioná-la nem tentar forçá-la a algo que não conhecia. Durante toda a aula, esteve sentada enquanto o grupo se movia, sempre sorridente, eu diria que com um sorriso estereotipado, sem fazer o mínimo movimento, apesar de escutar. Eu não percebia muito bem o que acontecia, mas que ela estava diante de algo diferente. Pedi a Irene que ficasse perto dela, de modo que se vissem sempre, como espelho, enquanto eu continuava com o grupo. Foi enorme o esforço que Irene teve de fazer para mover lentamente, um braço após o outro, ou as pernas, quando necessário, pois a menina apoiava-se permanentemente nela, uma vez que seu corpo estava rígido. Foram meses muito lentos e muito longos, pois nosso trabalho com crianças é semanal. Lentamente, um dia, notei que seus braços e mãos se tornavam mais leves, mas não realizava nenhum movimento por si mesma. Muitas noites fiquei pensando que tipo de elemento fora do corpo poderia ajudá-la a diminuir seu estado de rigidez. E encontrei a resposta.

No estúdio, tenho trinta pedaços de canas de bambu, de 1,30m de comprimento, que são muito leves, mas rígidas. Um sábado, antes que chegassem, coloquei as canas no chão. Depois que todos entraram, o grupo e eu nos aproximamos, sentamo-nos uns perto dos outros e comecei uma história. A menina fazia parte do grupo, em que há crianças surdas, com problemas psíquicos e algumas com síndrome de Down.

— Quem é você?
— Me chamam de Cana. Bambu é meu sobrenome. Não posso me mover, sou tão dura! Preciso de ajuda. Mostre-me como é seu corpo.

Movendo-nos em torno dela, começamos a dançar com nosso corpo, que é elástico, que escuta música e dança. Ela me pergunta:
— Você gosta de mim como eu sou? Gostaria de ser sua amiga.

Eu me aproximo lentamente e coloco minhas mãos nas duas pontas da cana. E lhe digo:
— Se você quer ser minha amiga, deve conhecer meu corpo.

Então, todas passamos a cana por todas as partes do corpo, sentindo sua rigidez, mas, ao mesmo tempo, dando-lhe todos os movimentos que nosso corpo nos permitia. No chão, sempre segurando a cana, muito suavemente, com as duas mãos e fazendo-a aderir ao corpo, rodando com o corpo no espaço, para que a cana sinta como é lindo ser flexível.

Enquanto faziam isso, eu olhava a jovem, que podemos chamar de Marisa, e depois de meia hora de trabalho no chão, embora não usasse o bambu, pois era Irene quem o movia e ela só o segurava, soube que era o momento para que subíssemos todas na cana, e observei então que *algo* acontecia com Marisa. E senti, ao ver todo o grupo, que estava impregnado da idéia de dar a essa cana dura a flexibilidade de nosso corpo, que podíamos compartilhá-la como elemento de trabalho. Então, cada uma de nós segurou a ponta da cana da outra. Aí percebi que a idéia da rigidez, evidente na cana como elemento intermediário, era o que Marisa sentia em alto grau em seu corpo, dava resultado.

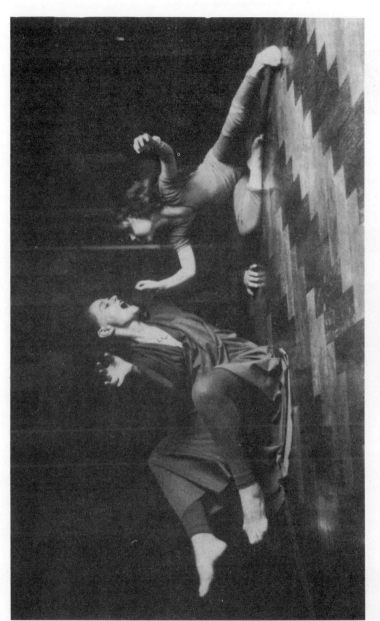

Dê-me de comer um pontinho

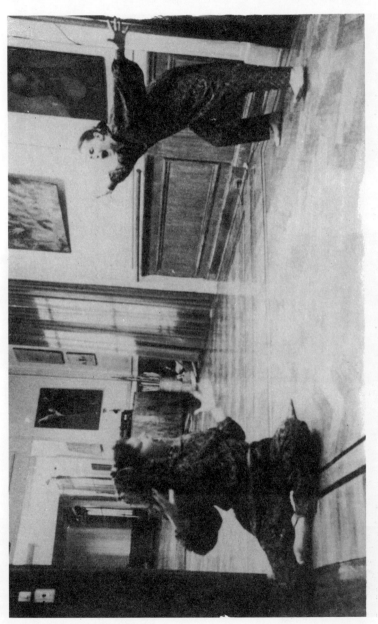

Maria Fernanda "O silêncio dança"

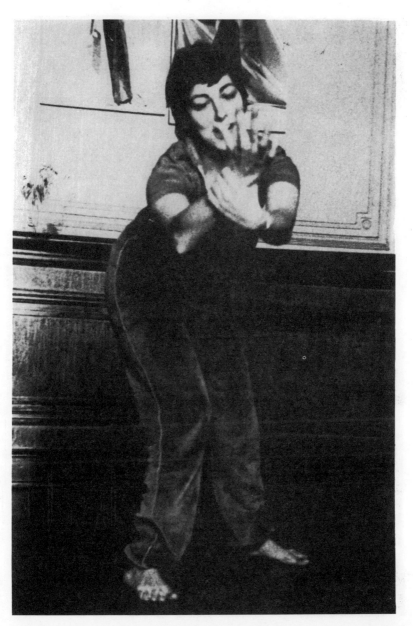

Minha mão se abre e sente a música

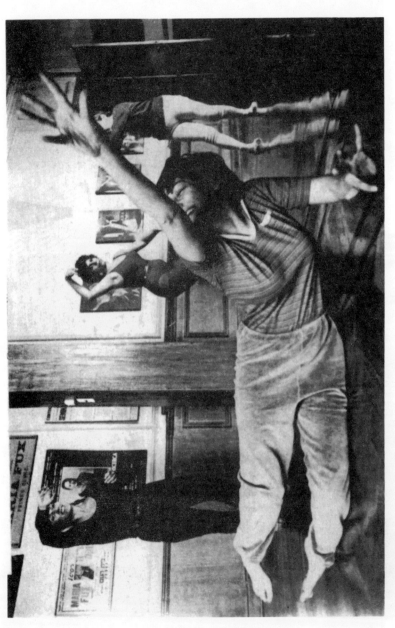

Longe, porém perto

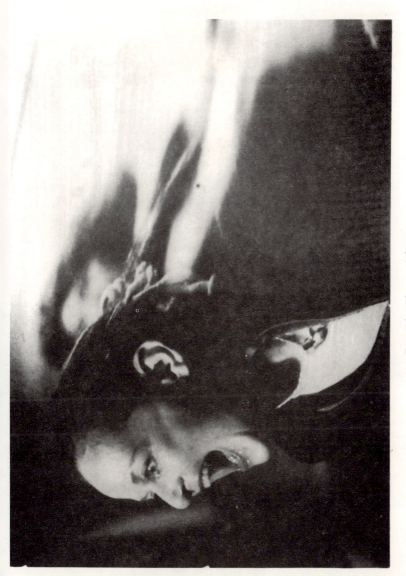

Força de vida que é dança

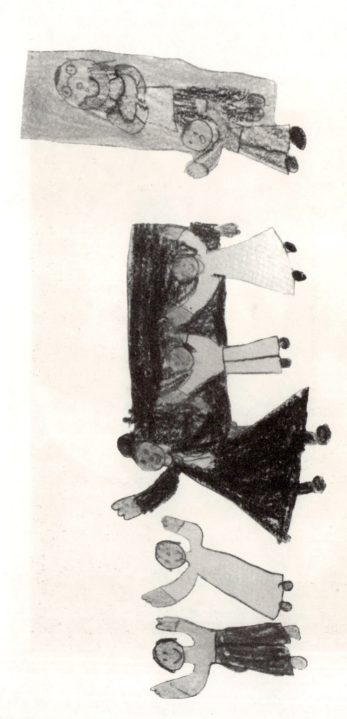

Respostas com crianças em Palma de Maiorca, Espanha.

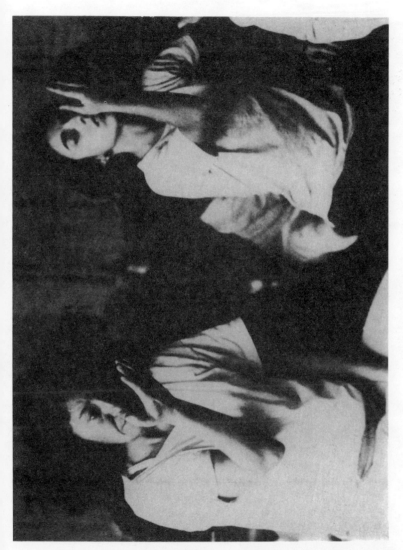

Nossas mãos nos olham

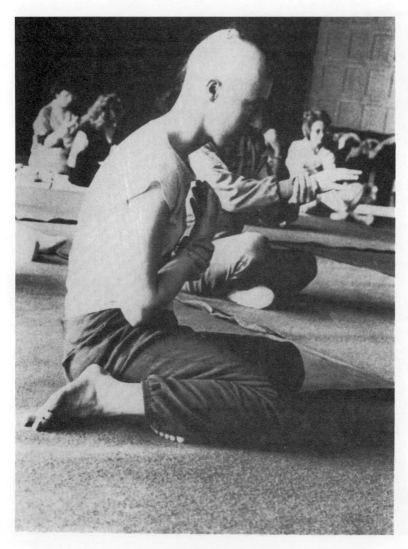

Sinto-me tão só

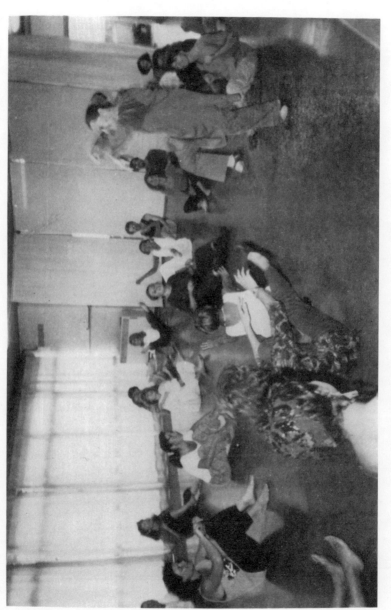

María Fux no Curso de Formação em dançaterapia

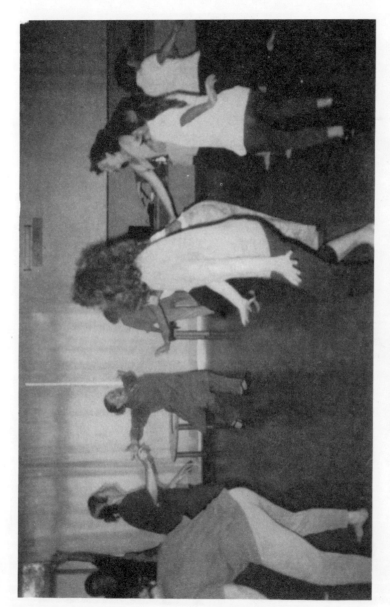

María Fux no Curso de Formação em dançaterapia

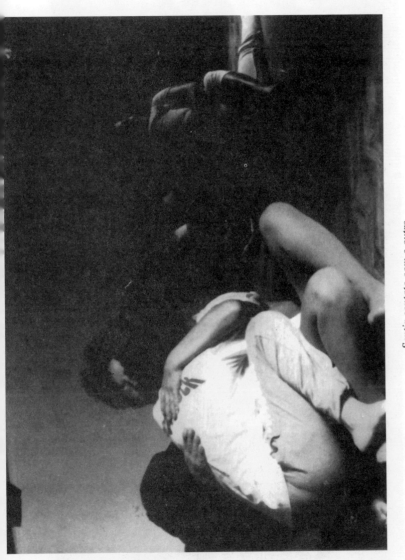

Sentir contato com o outro

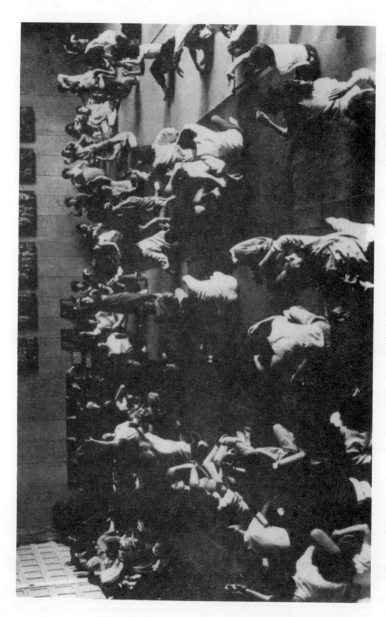

Não estamos sós

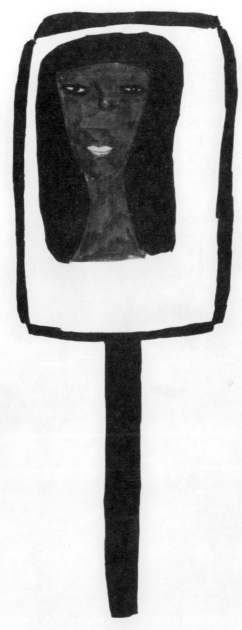

*Espelho e rosto: minha mão é meu espelho
(pessoas "diferentes" do Villagio Sant' Antonio, Pádua, Itália).*

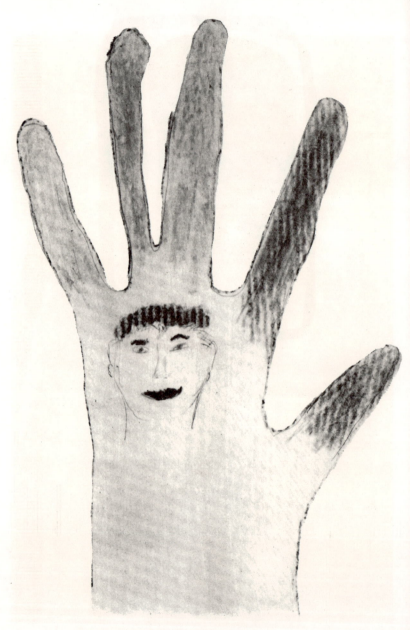

Mão: resposta integradora depois de dançar com a mão...
(14 anos; débil mental)

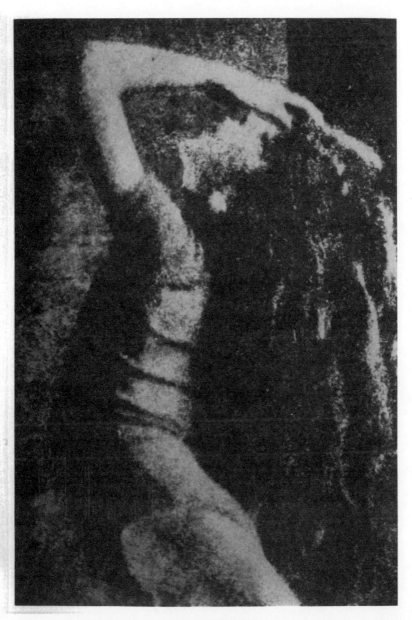

Exprimir o silêncio

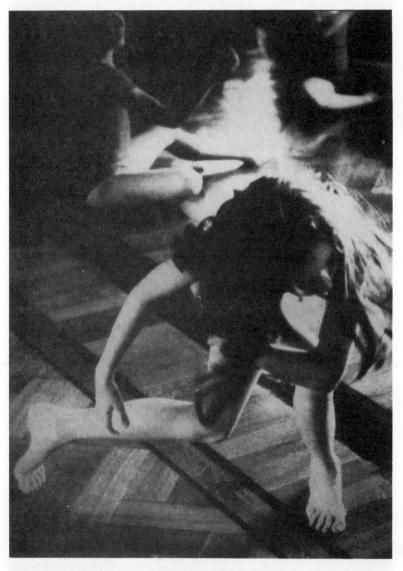

Exprimir o silêncio

Irene estava em pé, Marisa sentada, alternando movimentos de relaxamento e alongamento, seguindo o ritmo da música em torno delas. Ao mesmo tempo, não estavam sós, o numeroso grupo participava e essa participação global, na qual as "diferenças" não se notam nem são apontadas, fizeram com que Marisa relaxasse seu estado de tensão e participasse, dentro de suas possibilidades e limitações, com um elemento estranho do seu corpo e mais endurecido que ela.

Isso me leva a pensar que algo sempre é possível. Mas é preciso encontrar a chave e o momento justo. Unicamente buscando dentro de nós e tratando de não nos assustar com as grandes dificuldades que temos em volta, podemos encontrar uma pequena janela através da qual pode entrar a luz, e uma pequena chave que nos aproxime do outro.

O pano

Outro elemento fora do corpo que pode ajudar-nos a estimular possibilidades insuspeitas é o pano. Realizei essa experiência com o mesmo grupo que trabalhou com a cana.

Com um pano de dez metros de comprimento e bem largo, atado a uma das colunas de meu estúdio, pude encontrar algumas respostas.

Eu o coloco como se fosse um trapo. Pego suas pontas e, lentamente, vou esticando-o. O pano me diz: "Maria, sou um pano que quer dançar". Eu o movo, danço com ele. O grupo me olha com prazer e eu lhe peço:

"Venham sob o pano. Nos cubramos com ele. Inventamos formas, uma embaixo, outra mais acima".

Há sete ou oito meninas sob o pano, as outras observam.

"Com a música, movemos o pano, ficamos dentro dele e perdemos o medo por estarmos perto umas das outras. O pano nos protege e nos cobre. Movemo-nos com liberdade e o pano adquire diferentes formas, de acordo com as que nosso corpo adota: como uma escultura em movimento. Depois, o pano quer descansar e relaxamos o corpo, o pano cai e nos cobre..."

Entra outro grupo, realizando algo similar. O pano é transformado e é observado pelo grupo que está fora. Eu comento: "Parecem esculturas em movimento", e sinto que Marisa move-se junto com as outras; pouco, mas se move. Então...

"O pano se move como o mar, já não é uma escultura, é uma onda que infla com o vento, que se move como o vento. Nossa boca reproduz o ruído do mar; mar com rajadas de vento... uuuuu. O pano se move com força, com menos força e, devagarinho, fica estendido na praia. Relaxamos o corpo. O pano, sem nós, não tem forma, não pode ser uma escultura e não pode ser uma onda, nem mar."

Essas experiências contrastantes fizeram-me compreender, utilizando elementos externos ao corpo, um rígido e outro flexível como o bambu e o pano, que podem ser uma possibilidade que se abre para um corpo como o de Marisa, que está sem conexão, que "sim", é possível. Eu comprovei isso por meio dessas duas formas contrapostas, que estimulam nosso mundo interior e tornam possível que os movimentos aflorem.

A música como caminho de busca

Muitas vezes, ao terminar um curso, perguntam-me sobre a música que uso e todos querem copiá-la. Algumas vezes, eu a dou, mas este não é o caminho. O caminho verdadeiro para fazer com que a música fale ao corpo e possa mobilizá-lo é escutar através da pele e escolhê-la de forma *individual*, de acordo com o que é cada um de nós. Essa entrega tem de ser investigada, com a sensibilidade aberta para a percepção musical, que não se realiza unicamente pelo ouvido, embora ele seja uma primeira ponte para penetrar no corpo. O corpo sente a força da música, e a escolha do material musical deve realizar-se de acordo com a percepção e a sensibilidade de cada um.

A pesquisa sensível da música ou da massa sonora que torna possível o movimento se realiza às vezes lentamente e outras, rapidamente. É só por meio de um contato físico e sonoro que essa vivência se transfere para o corpo. Cada um de nós responde a estímulos diferentes. *Não há uma técnica* que ajude a encontrar a música adequada para um ou outro movimento, mas devemos estar abertos para o momento em que a música se faz presente no corpo. Toda boa música é válida: a folclórica, a clássica, a contemporânea ou a antiga, o *jazz*, todos os elementos sonoros de pesquisa, produzidos neste século; mas fundamental é a necessidade de comunicar-nos com a música, como se fosse um alimento, e senti-la em qualquer parte do corpo, para depois poder desenvolver com os outros a etapa da comunicação. Só quando a música penetra por todo o corpo e necessita sair dele é que ela é válida para dançar. A música busca a totalidade do corpo para expressar-se.

Busquemos a música que corresponda a cada um de nós e tratemos de dar-lhe o elemento criativo, com nossos movimentos. Só assim a música e o movimento terão uma unidade criadora e será a vivência real de nós mesmos.

IV. RELATOS DE VIDA: DEPOIMENTOS

Há poucos anos tive a oportunidade de conhecer, no Hospital Ferrer, por intermédio de uma musicoterapeuta, a vida de um grupo de crianças, jovens e adultos, que estão limitados pela paralisia. Conhecê-los foi para mim uma experiência impressionante: seres de olhos vivos e brilhantes condenados a permanecer imóveis para sempre dentro de um pulmão artificial. Angustiada, perguntei-me se poderia explicar-lhes o que era a dança para mim, ou melhor, mostrar-lhes. Decidi preparar algo como um espetáculo. Tive de falar com a psicóloga do grupo, para prever o efeito que poderia produzir neles. Mas tanto ela como a musicoterapeuta consideravam que a experiência seria favorável. Os doentes também se mostraram entusiasmados com a idéia. Durante uma semana, visitei-os periodicamente, para tentar compreendê-los, interpretar sua imobilidade. Foi uma semana de obsessão: pensava naqueles pulmões de aço e nas centenas de olhos que me observariam por meio de um complicado sistema de espelhos — pois muitos não podiam sequer mover a cabeça — e tentava imaginar uma forma de integrá-los ao meu movimento. Enfim, chegou o dia e, no vestíbulo branco do hospital, tudo parecia ansiedade pela expectativa do cumprimento de minha promessa. Levei para lá uma Maria despojada de elementos teatrais; comecei o recital fingindo estar em um camarim onde me preparava para a função. Pintei-me e penteei-me diante deles, explicando-lhes em voz alta que, antes de ir para o palco, sempre tenho medo, as mãos suam e fico tensa. Ia ao encontro da música aquecendo meu corpo, e assim transcorreu esse espetáculo que, através dos anos, recordo como o mais lindo de minha vida. Dancei como se o fizesse diante do público mais importante do mundo, esquecendo-me de mim mesma, entregando-me. Recordava algo que aprendera em Israel: ao terminar um espetáculo, as crianças queriam dançar comigo. Mas, nesse caso, eu me perguntava: Como integrá-los? Talvez sua única ponte com o mundo fosse suas vozes. Então, ao terminar, pedi que cantassem para mim. E cantaram, eufóricos, todas as canções que lembravam, e eu as dancei até que meu corpo, saturado de movimento, protestou. Desabei no chão, sentindo-me feliz, pois de alguma maneira eles tinham dançado comigo. Fui embora sem aplausos, com a gratificação de suas canções e de seus olhares úmidos, resignados, quando lhes deixei uma bala na boca antes de ir embora. Alguém me pediu que voltasse, mas eu me sentia esgotada. A emoção, a ternura, o medo, a alegria se misturavam em mim. Essa foi uma noite reveladora: ao longo das horas, sonhei que estava imóvel em um pulmão artificial, sem sequer poder abrir os olhos. Tive a certeza de que havia assumido o corpo desses enfermos sem futuro. O despertar foi maravilhoso, estiquei os braços, sacudi as pernas, saltei várias vezes. Meu corpo se movia! Quando contei isso à psicóloga do hospital, ela revelou-me que meus espectadores tinham sonhado, sem exceção, que seus membros se moviam, que seus corpos se dinamizavam. Essa experiência deixou no ar uma pergunta: Até que ponto o movimento permite a comunicação e é capaz de transcender as barreiras, mesmo nos casos extremos?

Em uma de minhas viagens a Londres, um médico argentino ali residente convidou-me para ir à Arooth Association. É o que se considera uma "comunidade em crise", que trabalha especificamente com doentes mentais; um lugar onde os médicos e os doentes vivem em uma continuidade sem consultórios; ali não há portas fechadas, nem drogas, nem eletrochoques. Vi então a oportunidade de aplicar a experiência vivida em meu país para mobilizar um grupo enfermo, não em um estúdio, mas em um lugar como o que encontrei: era uma casa inóspita. Levei para lá meus diapositivos e logo comprovei que ninguém esperava. Uma desordem total reinava no único cômodo amplo, que servia de sala de estar e refeitório. Havia sapatos jogados, um colchão no chão, roupas e agasalhos por toda parte e uma mesa grande de madeira escura, que ocupava quase todo o espaço; ao seu redor, as pessoas conversavam entre si, enquanto comiam alcachofras e batatas cozidas com casca, que se misturavam às pontas de cigarro espalhadas pelo chão.

Observei tudo, especialmente o grupo de vinte pessoas em que não se podiam distinguir doentes de médicos. Finalmente, aproximou-se um homem de meia-idade, com uma expressão de esgotamento. Apresentou-se como um grande poeta francês, disse-me que sabia que eu era bailarina e, por isso, queria me oferecer seus livros de poesia que falavam de dança. Olhava-me ansiosamente, com seus olhos grandes, sem profundidade, e eu me afastava, entre assustada e incrédula. Mais tarde, quando voltou com dois grandes livros que tinham sua foto na contracapa, onde estava quase irreconhecível, convertido na sombra daquele que era agora, descobri que tudo o que afirmara era verdade. Era, efetivamente, um poeta francês bastante conhecido e respeitado: seu problema era com as drogas e costumava recorrer à comunidade quando se sentia em crise. De que maneira poderia uma bailarina ajudar essa gente em algo? Que possibilidades reais teria meu trabalho com o movimento em relação ao doente mental?

Esperei ainda uma hora antes de começar uma pequena palestra sobre minha experiência com a dançaterapia. Iluminei depois uma parede com o projetor e comecei a pôr um pouco de ordem nesse cômodo sujo. Varri, arrumei as roupas e deixei um mínimo de espaço para me mexer. Pedi ao meu amigo, o médico argentino, que traduzisse minhas palavras, apesar de as pessoas, sentadas no chão, parecerem absortas e ensimesmadas. Com os diapositivos, comecei mostrando as queridas crianças de minhas experiências psicoterapêuticas; meu entusiasmo e minha emoção foram aproximando as pessoas, que silenciaram ao meu redor. Foi uma palestra de uma hora. Pelo silêncio que mantiveram conheci sua atenção. Ao terminar, sentia-me tão carregada pela atmosfera que se respirava ali e pela longa e nervosa espera que suportara, que senti necessidade de oferecer-lhes minha dança. Decidiram ficar para me ver, embora já tivesse passado a hora de se deitarem, e dancei um tema musical com ritmos silábicos muito primitivos e em um espaço muito pequeno. Mas minha força e minha necessidade de descarregar eram tais que lhes pedi que bailassem também, e, eles, movendo-se com naturalidade, começaram a fazê-lo. Quando tudo terminou, ficamos nos olhando, reconhecendo-nos com uma afetividade profunda. Aproximaram-se para me tocar — é preciso conhecer os ingleses para saber o que isso significa — e para pedir-me que ficasse e que repetíssemos a experiência. Era o doutor Kohon, o argentino que me convidara, que se sentia mais feliz. "Você conseguiu", disse-me. Desde esse ano recebo, invariavelmente, todos os invernos, novos convites para aulas, espetáculos e seminários, que quase sempre aceito, porque constituem para mim uma experiência excepcionalmente enriquecedora.

Se eu pude, individualmente, conseguir uma experiência desse tipo, o que não se poderia fazer se um grupo de psiquiatras, psicólogos e psicoterapeutas conhecesse a possibilidade da linguagem não-verbal do corpo, quando se expressa em vivências profundas? Nesse plano, creio que é muito o que se poderia fazer pelo doente mental, e, em meu caso, sinto que chegou a hora de contribuir com o aprendido em meu trabalho para que esse plano ambicioso se concretize. A equipe é imprescindível para trabalhar nessa matéria. Tomara que meus anos de pesquisa solitária despertem o interesse de outras pessoas capazes de descobrir a maravilha de que o corpo não sabe mentir quando se move.

Em Lisboa, tive uma experiência insólita. Organizados pela Fundação Gulbenkian, dei, em 1974, alguns cursos sobre a importância da dança na educação, e o interesse foi tanto que se inscreveram quatrocentas pessoas.

Eram terapeutas, professores de crianças deficientes, músicos, professores de educação física e musical e algumas religiosas com seus hábitos negros. Todo esse grupo, reunido em diferentes classes, originou uma reunião especialmente importante. Uns e outros, leigos ou religiosas, iam em busca de uma nova experiência com o corpo, que deviam viver em forma prática. Pude ver com alegria de que maneira as religiosas enfrentavam o encontro com seu corpo e como seus rostos se transformavam ao adquirir novas sensações, possibilitando, apesar das vestimentas inadequadas, sua expressão. Eram freiras alheias ao grupo, tão heterogêneo e misto, no qual, apesar de tudo, tanto homens como mulheres se davam integralmente para desenvolver essa experiência. Em uma classe, quando começou o encontro com os próprios limites, por meio do desenvolvimento espacial, vi médicos e professores, religiosas e pais de família, de repente, sem inibições, movendo-se como se houvessem se iniciado em um ritual, que levava-os a se encontrarem com eles mesmos.

Isso confirma a minha concepção de sempre: é preciso voltar a esse encontro mobilizador, e só por meio de uma nova e diferente educação podemos encontrá-lo.

Essa experiência é diferente da de Londres, mas ambas estão intimamente relacionadas. Confirmam a sede do ser humano de buscar e despertar as necessidades adormecidas no corpo.

Uma jovem adolescente "com problemas" deu-me este presente de fim de ano:

"Creio que o melhor presente que posso dar é ver, escutar, compreender e tocar outra pessoa. Creio que o melhor presente que posso receber é ser vista por eles, escutada por eles, tocada por eles. Quando isso ocorre, sinto que o contato realizado com a dança se confirma".

Virgínia

Quero falar de Amalia. Uma adolescente surda. Ela me escreveu:

"Eu não sinto nada do mundo que me rodeia, mas, às vezes, uma vibração penetra em meu corpo. É algo divertido, incômodo, gracioso, mas que permite que eu mova meu corpo, porque quero romper o silêncio. Quero aprender a escutar, a falar, a rir com tudo, mas o silêncio que me cerca é aborrecido e pesado (desenha dois retângulos). Quando não sinto nada, o retângulo é negro, quando sinto algo, se transforma em vermelho. Quando me sinto concentrada em meus ouvidos, expresso-o em linha reta. Represento meus ouvidos com sabor amargo: simbolizo meus ouvidos com dois limões. A luz que escuto é a das cores do arco-íris. O que sinto com meus ouvidos move-se assim (e desenha linhas ondulantes). Meus ouvidos me dão um espaço pequeníssimo; isto é, um espaço muito pequeno, às vezes redondo, às vezes quadrado, é o que meus ouvidos me transmitem. As vibrações, quando penetram em meu corpo, fazem com que me mova. É algo tão especial! Às vezes longo, outras curvo, amarelo, vermelho, atento, divertido, mau, bom, risos e tristezas, dançar, cantar, morder. O que sinto contrário ao ouvido são meus grandes olhos, porque me permitem ver bem tudo, menos a música, mas meus olhos me falam e se os fecho não vejo nada.

"As coisas que chegam aos meus ouvidos são como um espaço grande e vazio. Às vezes, quando fecho os olhos, caio em um poço negro, profundo como a boca de um lobo, e vejo fantasmas. É muito feio. Para sair, abro os olhos e sinto. Quando fecho os olhos sinto-me fechada e concentro-me em meus ouvidos, que não escutam, representam um mundo negro. Abro os olhos e tenho um silêncio similar a um espaço grande e vazio."

Amalia

Vivências e mais vivências de pessoas que, por meio de nossos encontros, escolhem palavras que são corpos. Eu as absorvo e quero transmiti-las, mas o importante de tudo isso que vivemos é que não há discriminação; todas mostramos nossos mundos, algumas escutando, outras no mundo do silêncio, outras com a impossibilidade de um corpo limitado, mas todas reconhecendo lentamente que dentro de nós está esse elemento criador, que podemos utilizar. "Sim, posso fazê-lo", e, pouco a pouco, vou realizando; e então acontece a *experiência* maravilhosa de sentir em si movimentos que dançam, se expressam e são nossos.

Algumas vezes me disseram "o que você busca é a beleza, o equilíbrio". Sim, respondia, mas também reconheço meus medos, a raiva, a angústia, a dor; porém tento centralizar o encontro com meu corpo nessa busca de equilíbrio que tanto nos custa. Esses personagens — porque cada um dos nossos estados são personagens que estão dentro de nós e querem sair —, eu os concentro na dança e a dou.

Em reuniões com os grupos tenho recebido, durante anos, em conseqüência do trabalho criativo com o corpo, respostas diferentes: às vezes com desenhos, quadros ou palavras. Ontem recebi um lindo presente. Nadine deu-me oito pequenos quadros de grande expressividade. É alguém que transformou seu corpo e a possibilidade de sentir, pois quando chegou até mim, há dois anos, disse-me com palavras entrecortadas: "Maria, estou morta, não me sinto". A resposta extraordinária é esse lindo presente de quadros expressivos, cheios de cor, de uma pintura ingênua, cheia de vida. Quero reproduzir as palavras que ela me enviou junto com os quadros: "Pintei esse quadro ao voltar de seu estúdio". São palavras que me movem por dentro, e muito. São muito íntimas e profundas. No quadro, há um segredo que eu não conheço. Quero vivê-las e não é fácil.

Em outro quadro, percebo muita vontade de crescer em direção à luz com meu coração; meu coração, que agora sente, está nos quadros. Palavras como crescer, sentir, força, coração, árvore, repetem-se em cada um desses depoimentos e, apesar de não fazer interpretação, vejo como mudou através do corpo a possibilidade de sentir.

Na última viajem, com um dos grupos da universidade, a Palma de Maiorca, onde dava cursos periódicos de dançaterapia, ao finalizar o encontro, perguntei o que é que estavam sentindo e se podiam traduzi-lo em palavras. Algumas das respostas foram as seguintes:

"Encontrei um pássaro e posso cantar com ele." "Gostei muito quando pude desenhar com o corpo."

Sentiu seu corpo em relação ao marido e foi muito diferente quando pôde acariciar seu filho com enorme prazer. Nunca o sentira. Quando voltou para casa, achou diferente o filho de nove anos. Pediu que lhe fizessem uma massagem no corpo e se sentiu muito feliz. Ao estar sozinha, não se sentiu só, tinha vontade de escrever e se sentia frágil e forte. Sentiu seu corpo como um elástico. Quando chegou em casa teve desejo de dançar com o marido.

Todas essas experiências representam estados de reconhecimento de transformações interiores. Repito o que digo sempre. Não faço nenhum tipo de interpretação, mas avalio e percebo as mudanças.

Como vivência posso narrar fragmentos de outras reuniões com pessoas que participaram comigo.

"Depois de uma paraplegia e considerando-me inútil, cheguei ao estúdio e senti, no trabalho nas aulas, que 'alguém' me via, reconhecia meu valor e aceitava meu corpo. Desde então, meu corpo se expressa melhor e tenho maior movimento e facilidade para me locomover, e sobretudo, não me sinto só. Sei que o grupo está comigo e respondo. Reconheço que não é só no nível físico que há uma mudança em mim, mas também psicológico."

Liliana

"Minha filha Mariana tem transtornos convulsivos desde que nasceu. Atualmente, às vezes, supera isso, mas eles deixaram como seqüela problemas psicomotores. Por exemplo, tem certa dificuldade na orientação espacial, no movimento fino, e as provas projetivas mostram um baixo umbral de frustração. Por isso ela se irrita quando é exigida, por medo de não dar respostas satisfatórias. À medida que começou a ter aulas com você, foi se sentindo melhor e mais contente. Integrou-se ao grupo e seus temores se fizeram imperceptíveis.

"Venceu sua timidez e certos medos, e se move com mais rapidez. Assiste às aulas contente e feliz com os avanços que realiza. Obteve pequenos ganhos, como o simples fato de poder abotoar sozinha o sutiã, o que antes lhe era impossível.

"Agradeço-lhe muito os progressos de minha filha, estou segura de que continuarão e agradeço-lhe também por outras jovens que, talvez por algum problema similar ao de Mariana, se sentem atraídas para seu curso de dançaterapia, sabendo que vencerão as inibições como minha filha."

A mãe de Mariana

"Quando entrei em seu estúdio, pensei que ia aprender dança. Agora vejo que não era isso; na realidade, é muito mais. Aprendi e estou aprendendo um modo diferente de viver e de comunicar-me. De comunicar-me comigo mesma, com meu corpo, com o que sou por dentro, com minha história e com os outros. Essa comunicação é muito mais rica, muito mais profunda, pois, mais do que de palavras, vale-se do movimento, do silêncio, de atitudes corporais que exprimem, sem palavras, o que acontece com meu corpo. Creio que isso é o que você me dá e é o que sinto."

Uma adolescente

Torno a comentar que todo meu trabalho sempre se realiza com pessoas "com problemas" e com pessoas que têm "menos problemas". Para mim, não há sadio ou enfermo, e é por isso que as respostas mais impensáveis surgem das pessoas que têm mais dificuldades, enquanto, muitas vezes, as outras, mais dotadas, requerem um tempo mais longo para sensibilizar-se e ir ao mundo escondido do corpo.

"Estivemos juntas por um ano. Me ajudaram tanto. Pude soltar-me, sentir-me mais segura, mais natural, sentir que tenho maiores possibilidades, 'um lugar neste mundo', um lugar mais importante, entre as pessoas mais próximas. Agora parece-me que *escuto* mais os outros e com mais atenção, levo em conta o que querem dizer. Agora o movimento surge em mim com mais necessidade, como algo impossível de ser evitado. É algo que sai de dentro de mim, que se mete em meus músculos e obriga-me a dançar. Tudo isso faz com que me sinta mais feliz, segura, e possa tomar novas decisões e iniciar coisas novas."

Uma adolescente

"Sou uma mulher adulta e nunca imaginei, apesar de amar muito o movimento, que poderia dançar. Nos encontros em suas aulas, fui descobrindo que meu espírito não tem músculos, nem ossos, nem idade. Que ainda pode ser elástico e pode servir-me como instrumento. O maravilhoso do encontro com meu corpo, quando trabalho durante suas aulas, é que não só percebo que a música tem um conteúdo para ser interpretado, mas também que o silêncio pode ser dançado e que a intensidade desta vida, com suas dores, alegrias, interrogações, pode ser traduzida em movimentos. E então, meu corpo deixa de ser meu cárcere e todo o caudal dos anos vividos também pode ser dançado."

Uma mulher

V. PONTOS DE APOIO PARA DANÇATERAPEUTAS

Quisera encontrar as palavras justas para dizer que todos os estímulos que tentei exemplificar não são estímulos fechados, mas têm a possibilidade de criatividade, de acordo com o dançaterapeuta que os utilize. Em meus encontros com o corpo, não há repetição; há um retorno às imagens aprendidas, que vamos recordando quando regressam a nós corporalmente, e que sempre se adequam ao estado presente, em que o corpo adquiriu, lentamente, de acordo com seu ritmo, com seus limites e com suas possibilidades, um estado de *alegria* e reconhecimento; porque ao fazê-lo sem imposição, vendo como nosso corpo vai abrindo-se e conectando-se sensivelmente, adquire-se uma liberdade expressiva, em que os estímulos que foram dados já não me pertencem, mas pertencem a cada um, individualmente, e ao grupo em sua totalidade.

A enorme resposta que vejo nas mudanças corporais, em que a expressão da boca, o olhar, as mãos, os dedos, o tronco e todo o corpo (mesmo naqueles casos cujos limites são muito grandes, como, por exemplo, nas pessoas espásticas, surdas, psicóticas ou outros limites mentais) vai adquirindo lentamente e como *achado próprio* a possibilidade de dizer "estou dançando e o que estou fazendo *me pertence*".

Repito algo que é permanente em minha forma de encontros com o outro: NÃO FAÇO NENHUM TIPO DE INTERPRETAÇÃO; tampouco utilizo palavras como "que bem feito", "não está bom", "é preciso fazer", "tenho que conseguir", pois aceitando os limites dos outros aceito os meus próprios limites e vou chegando, por meio deles, às *minhas próprias transformações*.

Acho importante repetir. Mas então, o que é a dançaterapia, se não há interpretação? Eu não sou psicóloga nem psicoterapeuta, apesar de usar psicologia para meu conhecimento e conhecimento dos outros. Há 46 anos estou dançando e tratando de compreender as mudanças infinitas que se produzem em meu corpo, que renovam minha matéria e que ajudam a compreender o que acontece com os grupos para os quais dou minha experiência. A dançaterapia, em meu modo de ver, produz essas mudanças de dentro para fora. Eu as reconheço nos outros porque as reconheço em mim. Quando alguém ou alguns chegam ao estúdio no estado do "não": "não posso fazer isso", "não quero", "não gosto", "vou ficar olhando de fora", eu aceito absolutamente. Uma vez compreendidos internamente, *sem pressão*, de tal maneira que ela ou ele aceitem ficar e incorporar seu próprio não, unidos aos seus medos, começam a se produzir, de acordo com o ritmo de cada um, as mudanças que se realizaram através da dança, como se fosse uma terapia, porque, o que é terapia senão *uma mudança para sentir-se melhor*?

Isso acontece com os grupos, em cada encontro, e essa é a minha aprendizagem. Eu a vou transmitindo à medida que a máquina, com seu teclado, e Elena, a pessoa maravilhosa que encontrei em meu caminho para que esse livro saia à luz, imprimem minhas palavras.

Agora estamos em janeiro de 1988; dentro de alguns dias viajarei à Europa. O clima de Buenos Aires esquenta a pele, mesmo quando não tomamos sol. Dentro de alguns dias, e como faço há dezoito anos, viajarei à Europa quando as pessoas no hemisfério sul começam suas férias.

Por que viajo e para quê? Viajo porque me esperam, grupos que tenho estado organizando esses anos todos em Palma de Maiorca, Florença, Vicenza, Assis e Roma, onde me esperam pessoas que trabalham com deficientes (para mim, não o são, eu diria que são pessoas "diferentes"), profissionais de diferentes áreas, psicólogos, psicoterapeutas, bailarinos, professores em reeducação da voz, fonoaudiólogos, pessoas que trabalham com terceira idade. Dou seminários formativos sobre isso que trago em mim. Seminários de formação de dançaterapeutas, e nesses grupos há também artistas, escultores, músicos, pintores e pessoas que trabalham com surdos.

Nesses dois meses que tenho que deixá-lo, livro querido, estarei pensando em você e pensando que, tomara, a vida me dê abertura suficiente para continuar aprendendo com esses grupos e essa gente maravilhosa, cada um dos quais já tem seu campo de desenvolvimento e dá à minha vida a segurança de que estou no lindo caminho de aprender com a dança.

Estarei com você de novo no mês de março.

VI. RESPOSTAS DE UMA VIAGEM INTERIOR

Passaram-se dois meses, dois meses repletos de vivências em que fiz parte de experiências profundamente mobilizadoras. Comecei mi-nha viagem em Palma de Maiorca, trabalhei para a universidade e pa-ra um grupo de psicólogos e professores, que desejavam conhecer a linguagem encerrada em meu corpo. Em um desses cursos, uma professora pergun-tou-me se eu podia ir à escola em que dava aula para crianças de sete anos: eles queriam conhecer-me, pois faziam reportagens em uma revis-ta da escola. Eu disse que sim. Não soube a verdade do convite até que cheguei lá. Vi que a classe estava sem mesas ou cadeiras, e que tinha um aspecto livre. Pensei que a professora queria que eu fizesse as crianças dançarem. Fui vestida com roupa de inverno e, embora no inverno minha indumentária consista em botas e roupa grossa mas cômoda, não tive problemas.

Eram vinte crianças de sete e oito anos, que me olharam de forma curiosa, e a primeira coisa que me perguntaram foi se eu era famosa. Eu lhes disse que me chamava Maria, não "Famosa". Perguntaram quantos anos tinha e eu disse 25, e logo me perguntaram por que dançava. Eu lhes respondi que dançava porque respirava e que eles podiam dançar comigo. Utilizei alguns dos elementos que estão neste livro, como o ponto, as algas, a pedra, o vento. Usando sempre estímulos e sons do próprio corpo, com muita alegria e liberdade, eles percorriam comigo as diferentes espécies de animais do zoológico. Tigres, leões, gazelas, ele-fantes e um globo vermelho que queria ser livre, e tão livre que um pássaro, que andava por ali e queria ser dono do espaço, perfurou-o com seu bico e o globo caiu, caiu. Perguntei à professora quais eram as difi-culdades das crianças e ela respondeu-me que era a tabuada do dois.

Então, ocorreu-me dançar com o ritmo da tabuada. Dois vezes dois, quatro; quatro vezes dois, oito etc., porém movendo-me pelo espaço marcando o ritmo com todo o corpo. As crianças me seguiam entre divertidas, surpreendidas e alegres. Eu ria comigo mesma, pensando na sorte que tenho de poder comunicar-me sem fronteiras com crianças desconhecidas. Então pensei, para mostrar-lhes que tudo pode ser dançado, em dançar o número do meu passaporte e fiz isso com enorme alegria, e eles usaram a base rítmica do número para mover-se. As horas foram passando e então percebi que os havia enganado; pedi um giz e escrevi na lousa: "Tenho 66 anos, um filho de 42, uma mamãe de 88 e uma neta de dezoito, que não come biscoito". Olharam-me surpresos e como se não pudessem entender: "Como — disse um deles — eu tenho uma avó de cinqüenta, que a única coisa que faz é tricotar e cozinhar, como você pode dançar?" E eu lhes contei que eu tinha nascido com a dança. No dia seguinte, e por isso conto esta história, recebi um dos presentes mais lindos. A professora entregou-me uma pasta onde tudo o que aconteceu naquele momento estava representado. O passaporte, os números, e sobretudo o globo e os animais, e a lousa onde tinha contado minha verdade.

Relato isso porque quero que se sinta, através de minhas palavras, a integração total que se estabelece entre corpo, palavras e desenho. As respostas desse encontro são alguns dos desenhos que estão neste livro.

Depois de Palma fui a Pádua, na Itália, contratada pelos padres franciscanos do *villagio* Sant'Antonio, onde esperava-me uma das experiências mais fortes de minha vida. Os padres franciscanos pediram-me que desse um curso para oitenta deficientes motores, mentais, com certo autismo; oitenta pessoas "diferentes", que não sabiam o que iam fazer. Eu tinha de reconsiderar toda a minha forma de encarar o trabalho, para que essa quantidade de pessoas não impedisse a comunicação.

Sempre que dou um curso, há alguma pessoa "diferente", mas a maioria é de gente como a gente; a vida me dava essa oportunidade e eu tinha de descobrir a ponte para comunicar-me com eles. Na noite anterior, não pude dormir e tinha medo. Medo de não saber, medo de ter aceito algo além da minha capacidade. Mas sempre acreditei que essa intuição, que está dentro de mim, trabalhada por tantos anos, dita-me, na hora da dificuldade, o que devo fazer. Nesse *villagio* extraordinário e espaçoso, deram-me um grande salão seiscentista, com afrescos no teto e nas paredes, o chão coberto com um grande linóleo e um grande equipamento de som. Com minha pequena estatura, vi chegar meu primeiro grupo (pois eu os dividi em dois): quarenta pessoas "diferentes", de idades cronológicas entre quinze e 25 anos, mas com grande desnível mental (sua idade mental era de quatro e seis anos). Vinham acompanhados por três religiosos que eram os educadores e que participaram da experiência. Sentaram-se de frente para mim. Olhavam-me com seus rostos sem comunicação e com certa curiosidade. Comecei com a primeira e mais importante coisa que posso tirar de meu corpo; comecei a atirar-lhes beijos com um ritmo permanente, olhando-os, parada, atirando beijos com base rítmica. No princípio, surpreenderam-se, mas em poucos instantes começaram a devolver-me a base rítmica, em que um beijo vai de uma pessoa a outra, com certo acento. Senti como se com um fio misterioso começasse a poder encontrar a porta para me aproximar deles. Utilizei a base rítmica para dar sentido de tempo, e nada melhor que sentir o relógio e o tique-taque que nos move e minhas palavras em italiano, que diziam: "O tempo vai e vem".

Eu os mobilizei diante do tempo, diante do relógio e os uni ao trabalho de um tambor imaginário. Usei música de percussão, com ritmos diversos, e percebi que respondiam a todos os estímulos, como um grupo "normal". Durante uma hora, o tambor, os beijos, o ritmo do relógio, o do coração, o da respiração, eram personagens que se faziam presentes em nosso encontro. Terminei muito emocionada e sentia que algo importante acontecera neles e em mim. Com o outro grupo, comecei a trabalhar a partir do ritmo do coração e, sucessivamente, responderam com a mesma espontaneidade e compreenderam, dentro de seus limites, que estavam movendo-se com os ritmos simples criados por eles. Durante os cinco dias em que trabalhei dez horas com cada grupo, encontrei as mesmas coisas que realizo diariamente com minha gente e relato neste livro. Em um desses encontros, peguei minha mão e comecei a dialogar com ela. "Esta minha mão, que tanto me conhece e que não fala, que sabe acariciar e ficar brava, que conhece de mim mais do que minha mãe, é meu espelho. Nela eu me vejo e sinto o que acontece dentro de mim." Com estas palavras e com uma música de Albinoni, comecei a dançar, levando minha mão à mão de cada um deles, e fazendo figuras no espaço com seus corpos.

Relato isso porque depois, como com as crianças de Palma, tive a mesma resposta. Trabalhamos também com o elástico. Unidos, ligados, forte e fraco, com música de Piazzola, trabalhamos a cor, as cordas do violão, as cordas que soam em torno e esperam nosso corpo para ser música. Quero contar isso porque, apesar de ter trabalhado com eles apenas dez horas, não só tive respostas em todos os planos, mas sentia, depois de cada encontro, que se aproximavam mais e mais de mim, de forma comovedora. Beijavam-me, tocavam-me e eu também podia fazê-lo. Tinha perdido o medo e me sentia gratificada de ver, em seus corpos e seus rostos desvalorizados, "a beleza". No final, alguns me entregaram desenhos extraordinários, em que a integração movimento-corpo, corpo-movimento tinha sido representada, e também havia representação de tambores, violões, carimbos de mãos, e até se via um rosto e um espelho de mão, em que outro rosto de mulher sorria. O impacto que teve em mim a demonstração de que "sim, posso", mesmo nos casos em que o dano físico ou psíquico eram suficientemente fortes para desestabilizar a possibilidade de encontro, foi muito grande. Por meio dessa outra vivência, posso dizer que algo foi conseguido e que algo mudou.

Eu fazia isso na parte da manhã. À tarde, trabalhava com os padres franciscanos, alguma freira e um grupo de quarenta monitores (foniatras, psicólogos, pessoas que trabalham em reeducação de surdos, professores de dança etc., e gente como a gente). No final, quis que eles vissem o material que eu utilizava de manhã com os outros, e assim puderam compreender melhor o que eu fazia à tarde com eles. A experiência foi reconfortante. Por sorte, os padres franciscanos fizeram um vídeo de meu trabalho. Isso é muito positivo, pois posso ver o que posso melhorar.

O êxito foi tão extraordinário que logo regressarei para continuar com eles essa experiência enriquecedora.

Depois fui a Florença, Assis e Roma. Em todos esses lugares, encontrei-me com pessoas que já trabalhavam com minha experiência e onde ela cresce e com outros grupos heterogêneos, que começam o caminho. Em todos eles encontrei uma tônica que se repete: a abertura para a afetividade e a possibilidade de não sentir-se só e poder dar.

Em dois meses, dei oito cursos e um espetáculo em Roma. Sinto que voltei muito fortalecida e não me sinto extenuada, porque, tendo recebido tanto amor e entrega, sinto-me tonificada. Agora comecei meu ciclo em meu lugar, em meu estúdio em Buenos Aires, com as pessoas, esperando continuar isso, que me envolve, que é o aspecto fundamental de minha vida, pois através da dança posso recuperar pessoas que não sentem seus corpos, e por meio do "não" desses corpos esquecidos, começar a sentir os "sim, posso" e "sim, estou viva".

Tudo que escrevi estava dentro de meu corpo em forma de movimento e eu quis fazê-lo com palavras, para aproximar-me de vocês e criar um vínculo aberto, em que cada um de nós possa extrair fios de seu corpo, caminhos, imagens e pontes de comunicação. E assim modificar, primeiro a nós mesmos, e depois dar possibilidade aos outros. Se assim for, este livro terá a realidade de um caminho aberto e brindará possibilidade à dançaterapia. Encontros nos quais a beleza que temos dentro de nós se fará presente como uma experiência de vida.

E o que significa a formação do dançaterapeuta? Integrar o outro através do movimento criador, aquele que está limitado, tratando de dar-lhe confiança em seu corpo limitado; e resgatar por meio de estímulos com palavras que se fazem corpo, imagens que ajudam, música, linhas, cor e forma; impulsioná-los por meio disso, deixando de lado os "não posso", avaliando com enorme paciência o tempo do outro para que esse encontro seja um permanente estado de AMOR, diante do outro, acreditando nele e servindo de ponte até o infinito, para recuperá-lo e dar-lhe a extraordinária alegria de realizar-se com o movimento.

Só assim essas experiências com as palavras, que são movimento, terão um sentido no caminho infinito da vida.

Não creio que este livro possa ter um final, pois o movimento e a criatividade que há dentro de mim parecem intermináveis. Talvez não tenha posto todo o vivido, porque muitas imagens desapareceram no ar, mas gostaria de saber que este livro tem um destinatário, que se moverá dançando depois de lê-lo, pois só assim tudo isso será experiência de vida no outro.

Impresso pelo Depto Gráfico do
CENTRO DE ESTUDOS VIDA E CONSCIÊNCIA EDITORA LTDA
R. Santo Irineu, 170 / F.: 549-8344